中风病临床实用康复技术

顾力华 李雷 魏丹霞 邰先桃 陈奇刚 主编

中国中医药出版社
·北 京·

图书在版编目（CIP）数据

中风病临床实用康复技术 / 顾力华等主编 .— 北京：中国中医药出版社，2018.5

ISBN 978－7－5132－4626－2

Ⅰ.①中… Ⅱ.①顾… Ⅲ.①中风病—诊疗 Ⅳ.① R255.2

中国版本图书馆 CIP 数据核字（2017）第 289702 号

中国中医药出版社出版

北京市朝阳区北三环东路 28 号易亨大厦 16 层

邮政编码 100013

传真 010-64405750

山东百润本色印刷有限公司印刷

各地新华书店经销

开本 787×1092 1/16 印张 13.5 字数 249 千字

2018 年 5 月第 1 版 2018 年 5 月第 1 次印刷

书号 ISBN 978－7－5132－4626－2

定价 59.00 元

网址 www.cptcm.com

社 长 热 线 010-64405720

购 书 热 线 010-89535836

维 权 打 假 010-64405753

微信服务号 zgzyycbs

微商城网址 https://kdt.im/LIdUGr

官 方 微 博 http://e.weibo.com/cptcm

天猫旗舰店网址 https://zgzyycbs.tmall.com

如有印装质量问题请与本社出版部联系（010-64405510）

全国名老中医药专家传承工作室建设项目（国中医药人教发〔2016〕42 号）

云南省高层次中医药人才培养项目（云中医发〔2016〕12 号）

昆明市卫生科技人才培养项目（SW（技）–43、SW（带）–19）

《中风病临床实用康复技术》

编委会

主　编　顾力华　李　雷　魏丹霞　邰先桃　陈奇刚

副主编　李绍荣　付　义　刘　明　王祖红　张桂兰

陆家龙　石丽琼　姜莉云

编　委（以姓氏笔画为序）

邓　虹　刘　朵　苏　群　杨海玲　李应志

吴　泉　吴美洁　宋艳萍　陈　斌　范　平

易小玲　和智娟　金亚菊　周剑英　庞永诚

单娥仙　赵　蕾　段晓荣　耿荣仙　徐　业

徐艳萍　栾　莎　郭春艳　陶　雪　龚瑞莹

谢　青　廖映烨

前　言

中风病是常见病、多发病，具有高发病率、高死亡率、高致残率、高复发率的特点。据统计，在我国分列人口死亡原因的第一、二位。随着我国人口老龄化的进展以及高血压病、糖尿病发病率的增加，中风病的发病率势必将在未来数十年间有一个高峰到来。

大多数中风病患者都存在不同程度的功能障碍，给家庭及社会带来巨大的经济负担。目前，大多数中风患者都在农村、社区等基层医疗单位接受治疗，基层医疗人员对中风病基本康复理论知识的缺乏，使得康复治疗的有效性及规范性不足，导致中风病患者的康复疗效欠佳。然而，中医药在中风病的康复治疗上有着悠久的历史，具有简、便、廉、效的特点，易于在基层推广应用，有助于提高中风病患者的康复疗效。因此，我们在广泛收集国内外中西医关于中风病康复的研究资料基础上，结合临床实践和研究体会，编写了《中风病临床实用康复技术》这本书奉献给大家。希望通过本书，能提高基层医疗人员对中风病康复的中医临床基础知识、基础理论、基础技能的掌握程度。如果本书能为中风病康复治疗效果的提高起到绵薄作用，我们倍感欣慰。

本书是专门论述中风病中医治疗与康复的一部临床专著，主要针对基层中医和中西医结合从业人员。从临床实际出发，突出实用性、启发性。在内容上，重点选择公认、通俗、易学、易懂、实用的方法。全书共分五个部分，包括中风病的基础知识、中风病的中医康复治疗技术、中风病的现代康复治疗技术、中风病的康复护理、中风病的养生和保健。

由于作者水平所限，难免有谬误之处，尚望同道提出批评意见，以便我们再版时及时修订。

《中风病临床实用康复技术》编委会

2018 年 3 月

目　录

第一章　中风病的基础知识　001
第一节　中医基础知识　003
第二节　西医基础知识　006

第二章　中风病的常见康复评定　015
第一节　概述　017
第二节　运动功能障碍的评定　020
第三节　吞咽困难的评定　027
第四节　失语症的评定　029
第五节　认知功能障碍的评定　032
第六节　日常生活活动能力的评定　036
第七节　中医临床疗效的评定　037

第三章　中医康复治疗技术　039
第一节　中药治疗　041
第二节　针灸疗法　044
第三节　推拿疗法　072
第四节　拔罐疗法　076
第五节　热敷疗法　079
第六节　熏洗疗法　081
第七节　敷贴疗法　084
第八节　刮痧疗法　086
第九节　沐浴疗法　087
第十节　药枕疗法　090

第四章　现代康复治疗技术　097
第一节　物理因子治疗　099

第二节　运动疗法　108
第三节　作业治疗　123
第四节　吞咽功能障碍的康复治疗　129
第五节　失语症的康复治疗　133
第六节　认知功能障碍的治疗　137

第五章　中风病的康复护理　145
第一节　概述　147
第二节　中风病中医护理方案　148
第三节　良肢位摆放　152
第四节　日常生活活动训练　154
第五节　二便护理　161
第六节　皮肤护理　168

第六章　中风病的养生保健　175
第一节　饮食养生　177
第二节　四季养生　182
第三节　时辰养生　191
第四节　体质养生　195
第五节　起居养生　203
第六节　精神情志养生　206

第一章 中风病的基础知识

第一节 中医基础知识

一、概念

中风病，又名卒中。中风病是在气血内虚的基础上，遇有劳倦内伤、忧思恼怒、嗜食厚味、烟酒等诱因，进而引起脏腑阴阳失调，气血逆乱，直冲犯脑，形成脑脉痹阻或血溢脑脉之外。临床以突然昏仆、半身不遂、口舌歪斜、言语謇涩或失语、偏身麻木为主症，并且具有起病急、变化快，如风邪善行数变的特点，是好发于中老年的一种常见病。

二、病因病机

（一）病因

1. 积损正衰 《素问·阴阳应象大论》说："年四十而阴气自半也，起居衰矣。"年老体弱，或久病气血亏损，元气耗伤，脑脉失养。气虚则运血无力，血流不畅，而致脑脉瘀滞不通；阴血亏虚则阴不制阳，内风动越，夹痰浊、瘀血上扰清窍，突发本病。正如《景岳全书·非风》说："猝倒多由昏愦，本皆内伤积损，颓败而然。"

2. 劳倦内伤 《素问·生气通天论》说："阳气者，烦劳则张。"烦劳过度，易使阳气升张，引动风阳，内风旋动，则气火俱浮，或兼夹痰浊、瘀血上塞清窍脉络。因肝阳暴张，血气上涌骤然而中风者，病情多重。

3. 饮食失宜 过食甘肥醇酒，致使脾胃受伤，脾失运化，痰浊内生，郁久化热，痰热互结，壅滞经脉，上蒙清窍；或素体肝旺，气机郁结，克伐脾土，痰浊内生；或肝郁化火，灼津成痰，携风阳之邪，窜扰经脉，发为本病。此即《丹溪心法·中风》所谓："湿土生痰，痰生热，热生风也。"

4. 七情失调 突然强烈的精神刺激导致肝阳暴张，或心火暴盛，风火相煽，血随气逆，上冲犯脑；长期持久的精神刺激，超出了人体自身的正常生理调节范围，使人体气机紊乱，血行不畅，郁结脑脉。正如《素问玄机原病式·火类》所说："多因喜怒思悲恐之五志有所过极而卒中者，由五志过极，皆为热甚故也。"

5. 气候因素 本病一年四季均可发生，但发病常与气候骤变有关。常于节气交变时较多，尤其是入冬骤然变冷，寒邪入侵影响血脉运行，致使寒凝血滞，脉道瘀阻，发为中风。而早春骤然转暖之时，正值厥阴风木主令，内应于肝，风阳暗动，亦可导致本病发生。

（二）病机

1. 发病 多呈急性发病，活动状态、安静或睡眠状态均可发病。发病后多见病情变化迅速，在短期内病情发展至严重程度，亦有呈渐进性加重或阶段性加重。大部分病人发病前有情志相激、用力不当、烦劳过度、气候骤变等诱因；常有头晕、头痛、手足麻木或无力、一过性言语不利等先兆症状。

2. 病位 病位在脑髓脉络，与心、肝、脾、肾有密切关系，可引起全身多脏器的功能紊乱。

3. 病性 本病属本虚标实，上盛下虚之证。标实不外乎风（肝风），火（肝火、心火、痰火），痰（风痰、湿痰、痰热、痰浊），气（气逆），血（血瘀）；本虚为气血阴阳不足，以阴虚、气虚较多见，而肝肾为其根本。急性期，多以标实证候为主；恢复期及后遗症期，多虚实夹杂，或以本虚证候为主。

4. 病势 若初起时，仅见半身不遂、口眼㖞斜、舌强言謇，而神志清醒，则清窍尚未被蒙塞，病情尚轻，经治疗可好转或痊愈；部分病人初起即有神昏，清窍不开，病情危笃，但经有效的治疗后，仍有可能好转或痊愈；但若随病情自然进展，神昏日重，甚或合并呕血、便血、厥脱、高热、抽搐等变证、坏证时，多难救治。

5. 病机转化 初起中经络者，正气虚而不甚，邪虽盛而病位浅，病情尚轻，经过辨证救治，邪热清，内风息，痰浊化，瘀血祛，气逆平，半身不遂等诸症亦可痊愈，或好转进入恢复期或后遗症期。若平素体弱，正气虚衰，或邪气过盛，气血逆乱，堵塞神明出入之路，神明失司则转为中脏腑，病情较重。初起即现中脏腑，或由中经络进一步转化而来者，邪气炽盛，正气虚衰，病位较深，病情危重。

综上所述，中风病的主要病因病机是在人体正气不足，五志过极，以及饮食不节，气候突变等致病因素作用下，导致脏腑气血阴阳失调，肝肾阴虚，肝阳上亢，内风旋动，夹痰夹瘀，横窜经络，蒙塞清窍所引起的一种极为严重的病变。轻则脉络闭阻、口眼歪斜、语言不利、肢体麻木、半身不遂，重则出现突然昏倒、不省人事等危重证候。若治之得法，仍有可能正气渐盛，邪气渐衰，窍闭自开，而转入中经络证，进入恢复期或后遗症期；若治之不效，邪气愈盛，正气愈衰，终至正不胜邪，邪闭正脱，阴阳离决而死亡。

三、辨证要点

（一）病名诊断标准

1. 主症　半身不遂，神识昏蒙，言语謇涩或不语，偏身感觉异常，口舌歪斜。

2. 次症　头痛，眩晕，瞳神变化，饮水发呛，目偏不瞬，共济失调。

3. 起病方式　急性起病，发病前多有诱因，常有先兆症状。

4. 发病年龄　多在 40 岁以上。

具备 2 个主症以上，或 1 个主症、2 个次症，结合起病、诱因、先兆症状、年龄等，即可确诊；不具备上述条件，结合影像检查结果，亦可确诊。

（二）分期标准

1. 急性期　发病 4 周以内。

2. 恢复期　发病半年以内。

3. 后遗症期　发病半年以上。

四、辨证分型

（一）急性期

1. 中经络

（1）风痰瘀阻证：头晕，头痛，手足麻木，突然发生口舌歪斜，口角流涎，舌强语謇，半身不遂，或手足拘挛，舌苔薄白或紫暗，或有瘀斑，脉弦涩或滑。

（2）风阳上扰证：常感眩晕头痛，耳鸣面赤，腰腿酸软；突然发生口舌歪斜，言语謇涩，半身不遂；苔薄黄，舌质红，脉弦细数或弦滑。

2. 中脏腑

（1）闭证：突然昏仆，不省人事，牙关紧闭，口噤不开，两手握固，肢体偏瘫，拘急抽搐。由于有痰火和痰浊内闭之不同，故有阳闭和阴闭之分。

①阳闭：除闭证主要症状外，兼见面红气粗、躁动不安，舌红苔黄，脉弦滑有力。

②阴闭：除闭证主要症状外，兼见面白唇紫或黯、四肢不温、静而不烦，舌质暗淡，苔白腻滑，脉沉滑。

（2）脱证：突然昏仆，不省人事，面色苍白，目合口开，鼻鼾息微，手撒遗尿，汗出肢冷，舌萎缩，脉沉细欲绝或浮大无根。

（二）恢复期和后遗症期

1. 痰瘀阻络证 口舌歪斜，舌强语謇或失语，半身不遂，肢体麻木，舌暗紫或有瘀斑，苔滑腻，脉弦滑或涩。

2. 气虚血瘀证 偏枯不用，肢软无力，面色萎黄，舌淡紫或有瘀斑，苔薄白，脉细涩或细弱。

3. 肝肾亏虚证 半身不遂，患肢僵硬拘挛变形，舌强不语，或偏瘫，肢体肌肉萎缩，舌红脉细，或舌淡红脉沉细。

第二节 西医基础知识

一、概念

中风病在西医被称为"脑血管病""脑卒中""脑血管意外"，是指由于脑部血管发生病变或者全身血液循环紊乱引起的脑循环功能障碍。脑血管病包括出血性脑血管病，如脑出血及蛛网膜下腔出血；缺血性脑血管病，如短暂性脑缺血发作、动脉粥样硬化性血栓性脑梗死、脑栓塞及腔隙性脑梗死等。

二、危险因素

大量临床实践证明，脑血管病一旦发生，多数患者治疗效果不能令人满意，完全恢复正常者占少数，因此，对脑血管病更应强调"预防为主"的方针。而深入研究、确定脑血管病的危险因素，设法减少或去除这些危险因素，则是防止发生脑血管病、降低人群脑血管病发病率和死亡率的根本措施。1984 年美国心脏病学会及 1989 年 WHO 将脑血管病危险因素分为三类：一类是与生俱来的不可改变的因素，如年龄、性别、种族等；一类是由人体内外环境影响，即可以调节控制的因素，如全身性或其他脏器疾病的高血压、心脏病、糖尿病等；一类是由于个人生活方式或习惯可以改变的行为因素，如吸烟、饮酒及不合理饮食等。现将脑血管病主要危险因素分述如下。

1. 年龄 脑血管病发病或死亡与年龄有密切的关系。脑卒中的发病率、患病率和死亡率均随年龄的增长而上升。如 55 岁以内，年龄每增加 5 岁，卒中死亡率接近增加 1 倍；55 岁以后，每增加 10 岁，脑血管疾病发病率增加 1 倍以上。有报道，卒中死亡者中约3/4在70岁以上，15%在60岁左右。国内有统计分析，44岁以下发病者占分析总数的5%，45～64岁约占42%，≥65岁者占53%。我国居民卒中发病年龄约2/3是在60岁以上，但近年来年轻人发病亦逐渐增多。

2. 性别 世界各国的统计资料表明，卒中男性发病率与死亡率均高于女性。我国6城市发病率男女之比为1.5：1，死亡率为1.1：1。

3. 高血压 这是脑卒中最重要的危险因素，与脑血管病的发生密切相关，且被许多流行病学研究证实，无论何种原因所致血压升高，也无论何种类型脑血管病，高血压都是一个独立危险因素。高血压与脑卒中的相关性有如下特点：①无论是收缩压或舒张压升高，对脑卒中的危险性均呈正相关；②血压升高对男女两性和所有年龄组都有显著危险性；③血压增高水平与脑卒中危险性呈直线函数关系；④脑卒中发病率、死亡率的地理分布差异基本上与高血压患病率的地理分布差异相一致；⑤脑卒中发病率、死亡率的下降与近20年抗高血压治疗纳入普及与推广有关。美国的一项研究结果表明，收缩压或舒张压升高均为脑卒中独立的危险因素，血压愈高，脑卒中危险性愈大，舒张压每升高10mmHg，脑卒中的相对危险性增加2倍。国内的一项研究结果显示：收缩压＞150mmHg者，其卒中发病的相对危险性＜150mmHg者的28.8倍；舒张压＞90mmHg者卒中发病的相对危险性＜90mmHg者的19倍；临界高血压者的卒中发病相对危险是正常血压者的8.7倍，确诊高血压者脑卒中发病相对危险性是正常血压者的31.9倍。而突发的血压明显降低，如心跳骤停、大量失血等也可能促发脑梗死。但经常性低血压尚未被证实是脑卒中的一种危险因素。

4. 心脏病 各种原因所致的心脏病无论在任何血压水平上，都可增加脑卒中的危险性，特别是缺血性卒中。有研究报道，心脏病者患卒中的危险性要比无心脏病者高2倍以上。引起心源性栓塞的主要原因为心房颤动、节段性左心室运动不良、置换的瓣膜、左房或左室血栓、扩张型心肌病、二尖瓣狭窄、新近发生的心肌梗死、心房黏液瘤及感染性心内膜炎。次要原因为二尖瓣脱垂、严重二尖瓣环钙化、卵圆孔未闭、房间隔缺损、主动脉钙化或狭窄，以及轻度左房功能不全。国内21省的农村调查结果显示，有心脏病病史者患缺血性卒中的危险性增加15.5倍，心律不齐或心脏扩大者的危险性增加7.8倍。

5. 短暂性脑缺血发作（TIA） TIA是症状轻微而短暂发生的脑梗死，还是无梗死的脑缺血？各国学者存在不同意见。但将TIA作为完全性卒中的危险因素还是有现实意义的，积极治疗可减少卒中的发生率和死亡率。据统计，约有30%的完全性卒中患者发病前有TIA病史，约1/3的TIA患者会发生完全性卒中，曾有TIA患者发生完全性脑卒中的危险性比无TIA史者高6倍以上。

6. 糖尿病 经研究证实，糖尿病是各种脑卒中的重要危险因素。有证据表明，女性糖尿病患者发生脑梗死的危险性大于男性，接受胰岛素治疗患者的危险性大于未接受治疗者。同时糖尿病患者常伴发其他疾病，如高血压、动脉粥样硬化、心脏病等。世界卫生组织专家组的报告结论是：糖尿病是大血管损害致缺血性卒中的危险因素，对小血管的影响尚有疑问。

7. 血脂升高 血脂水平升高是否为脑卒中的危险因素，至今仍不十分肯定。国内一项研究显示，胆固醇升高可以增加脑梗死发病的危险，而对脑出血则有负性作用。也有资料认为，高胆固醇血症或低密度脂蛋白升高在某些西方人群年轻男性中是发生缺血性卒中的危险因素。血脂升高，特别是低密度脂蛋白升高，虽然未被证实是动脉硬化的肯定危险因素，但对脑卒中的影响作用远不如对冠心病的作用明显。

8. 肥胖或超重 有研究表明，超过标准体重20%以上的肥胖者患高血压、糖尿病和冠心病的危险性明显增大，其中高血压的患病率比正常体重者高2.9倍。由于高血压、糖尿病和冠心病均是卒中的主要危险因素，因此可以认为，肥胖或超重与卒中有间接的联系。然而，日本、印度及大西洋国家与我国城乡等研究均显示肥胖并不增加卒中的危险，而来自非洲的报告则称肥胖是卒中的危险因素。

9. 吸烟 可增加冠心病的危险虽然早已得到公认，但很长时间以来对卒中的作用未有结论，直到最近才被证实是脑卒中的重要危险因素。特别是长期大量吸烟可使脑血管舒缩功能降低，并加速动脉硬化而增加卒中的危险性，尤其对缺血性卒中。

10. 饮酒 少量饮酒并不构成卒中的危险，甚至有不少研究认为可能是卒中的保护因素。但过量饮酒或长期饮酒可增加出血性卒中的危险则得到公认。研究认为，饮酒导致缺血性卒中，可能有以下几条途径：①诱发心律不齐或心脏内壁运动异常而引起脑栓塞；②诱发高血压；③增强血小板聚集作用；④激活凝血系统；⑤刺激脑血管平滑肌收缩或使脑代谢发生改变造成脑血流量减少。

11. 遗传因素 多数研究认为，卒中是多基因遗传，其遗传受环境因素的影响甚大，并具有家族倾向。有一组研究显示，卒中患者的父母死于卒中者比对照组高4倍，双胞胎患卒中有一致性，说明遗传因素对卒中发病有一定意义。

12. 血小板聚集性高 从理论上讲，血小板聚集性高会促进血栓形成，从而增加卒中的危险性，但目前尚无充分研究资料说明这一因素的确切作用。

13. 膳食因素 高食盐摄入与脑卒中的关系尚不清楚，但高食盐摄入量与血压的升高显著相关，从而可间接增加卒中的危险。食盐摄入过多还可对血管壁有直接损害作用，促进脑血管病的发生。日本和我国的研究都发现，卒中高发地区与高血压发病的地区分布相一致，同时又与食盐平均摄入量有关。

14. 其他因素

（1）患有身体其他系统疾病，如胶原病、红细胞增多症、高尿酸血症、镰状细胞性贫血、巨球蛋白血症、严重低血糖、偏头痛、尿蛋白或一些感染性疾病，包括结核、梅毒、囊虫病、疟疾、钩端螺旋体病等，均被认为会增加卒中的危险性。

（2）外源性雌激素，如长期口服高雌激素避孕药，可使年轻妇女的卒中发病率增加。

（3）季节与气候。一般认为，脑卒中在冬、春季节发病多，夏、秋季节相对较少。国内一项研究报告显示，脑血栓形成在 12 月份发病率最高，脑出血在气温骤降、气压与相对湿度上升时的发病较多。

（4）头颈部外伤可引起脑部血液循环的急性受损，导致脑出血。当然，这种出血不应归入卒中的范畴。但外伤后有一部分中青年常常合并颈内动脉系统栓塞，因而被认为是卒中的危险因素。

国内外几乎所有研究均证实，高血压是脑出血和脑梗死最重要的危险因素。当前我国高血压患者的数量正在快速递增，且多数患者血压控制不理想，这可能是导致我国脑血管病高发的最主要原因。

三、诊断要点

（一）短暂性脑缺血发作

1. 为短暂的、可逆的、局部的脑血液循环障碍，可反复发作，少者 1 ～ 2 次，多至数 10 次。多与动脉粥样硬化有关，也可以是脑梗死的前驱症状。

2. 可表现为颈内动脉系统和（或）椎 – 基底动脉系统的症状和体征。其中颈内动脉系统 TIA 表现为：一过性单眼黑矇；肢体麻木、无力或发沉（常仅单独累及手指、手和臂同时受累，或手和脸同时受累，也可以影响半身）；失语等。一过性单眼黑矇不常与脑缺血同时发生。椎 – 基底动脉系统 TIA 表现为双眼视物模糊、复视、呕吐，一侧或双侧无力或麻木或沉重（交叉性感觉或 / 和运动障碍）、共济失调、构音障碍、吞咽困难、听力丧失、猝倒等。每次发作持续时间通常在数分钟至 1 小时左右，症状和体征应该在 24 小时内完全消失。

（二）脑卒中

1. 蛛网膜下腔出血　主要是由动脉瘤、脑血管畸形或颅内异常血管网症等出血引起。

（1）发病急骤。

（2）常伴剧烈头痛、呕吐。

（3）一般意识清楚或有意识障碍，可伴有精神症状。重者突然昏迷并在短期内死亡。

（4）多有脑膜刺激征，少数可伴有颅神经麻痹及轻偏瘫等局灶体征。

（5）眼底检查可见视网膜出血，视网膜前即玻璃体膜下片状出血，这一征象具有特征性意义。

（6）腰穿脑脊液呈血性。

（7）CT 应作为首选检查。

（8）全脑血管造影可帮助明确病因。

2. 脑出血 好发部位为壳核、丘脑、尾状核头部、中脑、桥脑、小脑、皮质下白质即脑叶、脑室及其他。主要是高血压性脑出血，也包括其他病因的非外伤性脑内出血。

高血压性脑出血的诊断要点如下：

（1）常于体力活动或情绪激动时发病。

（2）发作时常有反复呕吐、头痛和血压升高。

（3）病情进展迅速，常出现意识障碍、偏瘫和其他神经系统局灶症状。

（4）多有高血压病史。

（5）CT 应作为首选检查，头颅 CT 检查发现高密度病灶。

（6）腰穿脑脊液多含血和压力增高（其中 20% 左右可不含血）。

3. 脑梗死

（1）动脉粥样硬化性脑梗死

①常于安静状态下发病。

②大多数发病时无明显头痛和呕吐。

③发病较缓慢，多逐渐进展或阶段性进行，多与脑动脉粥样硬化有关，也可见于动脉炎、血液病等。

④一般发病后 1 ～ 2 天内的意识清楚或轻度障碍。

⑤有颈内动脉系统和（或）椎 – 基底动脉系统症状和体征。

⑥应作 CT 或 MRI 检查。

⑦腰穿脑脊液，一般不含血。

（2）脑栓塞

①多为急骤发病。

②多数无前驱症状。

③一般意识清楚或有短暂性意识障碍。

④有颈动脉系统和（或）椎 – 基底动脉系统的症状和体征。

⑤腰穿脑脊液一般不含血，若有红细胞，则可考虑出血性脑梗死。

⑥血栓来源可为心源性，也可同时伴有其他脏器、皮肤、黏膜等栓塞症状。

（3）腔隙性梗死

①发病多由高血压及动脉粥样硬化引起，呈急性或亚急性起病。

②多无意识障碍。

③应进行 CT 或 MRI 检查，以明确诊断。

④临床表现不严重，较常见的为纯感觉性脑卒中、纯运动性轻偏瘫、共济失调性轻偏瘫、构音不全 – 手笨拙综合征或感觉运动性脑卒中等。

⑤腰穿脑脊液无红细胞。

4. 无症状性梗死　为无任何脑及视网膜症状的血管疾病，仅为影像学证实，可视具体情况决定是否作为临床诊断。

四、鉴别诊断

目前中风病的西医鉴别诊断主要从以下两个方面鉴别。

（一）各类脑血管病之间的鉴别

1. 短暂性脑缺血　大脑局灶性缺血产生相应区域的神经功能缺失症状不超过 24 小时，CT 扫描未见异常，MRI 尤其 DWI 检查未见异常信号，颈动脉超声可伴有颈动脉狭窄或斑块、TCD、CTA、MRA 等检查可鉴别。

2. 缺血性脑血管病　局部脑组织由于血液供应缺乏而发生的坏死，约占整个脑血管病的 80%。主要包括动脉硬化性脑梗死和脑栓塞。患者根据缺血部位不同，其表现出的相应部位神经功能缺失大于 24 小时。安静休息时，发病者较多，常在晨间睡醒后出现症状，发病年龄较高并有动脉硬化性基础疾病，其中高血压及糖尿病患者尤为明显，头颅 CT 排除占位及出血所致不同部位低密度影像，DWI 高信号，ADC 图为低信号。

3. 出血性脑血管病　有 10% 脑出血患者的发病类似脑梗死，头颅 CT 扫描能在第一时间内区分两种病变所出现不同部位高密度影像，故首选影像学检查；头部 MRI（SWI）和 T2 加权梯度回波成像对脑出血诊断十分敏感，可替代 CT。

4. 颅内静脉系统血栓形成　有口服避孕药、怀孕、围生期、感染肿瘤等高危因素，并有头痛、视乳头水肿、明确颅内高压伴或不伴局灶性神经系统体征，头颅 CT 发现实心三角征，静脉造影可发现闭塞静脉窦；MRI 和 MR 联合造影是目前诊断该病的最佳方法，若在静脉窦内发现栓子和 MR 静脉造影无血流时，可支持本诊断。

（二）非脑血管病之间的鉴别

1. 颅内占位性病变 少数脑肿瘤、慢性硬膜下血肿和脑脓肿患者可突然起病，表现为局灶性神经功能缺失，易和脑梗死混淆。颅内肿瘤 20 ～ 40 岁者为多，男性多于女性，多播散至软脑膜，原发瘤起病慢，转移瘤起病快，MRI 首选，表现出不同部位低信号病灶，并能较好显示周围组织受压情况；慢性硬膜下血肿可见 CT 显示硬膜下高密度影像；颅内脓肿患者通常在发热等前驱表现之后，出现神经功能缺失，可伴有颅内压升高的一系列症状，伴有外周血象中性粒细胞升高，脑脊液检查中性粒细胞和蛋白质均升高，CT 扫描意义最大，早期脑部 CT 平扫可见边界模糊的低密度区或混合密度影，占位效应明显增强，扫描病灶不增强，脓肿形成后，平扫呈边界清晰的低密度区，周围有一层厚度均匀的高密度环，再外面又是一层低密度区。

2. 颅脑外伤 患者均有外伤病史，可以并发头面部损伤，头颅影像学检查可合并有不同部位颅骨骨折。

3. 小血管变与脱髓鞘病变鉴别 两者的临床和影像学有相似之处，但是从危险因素、发病情况、影像学特征、脑脊液检测等多方面可进行鉴别。

4. 外周血液系统恶性肿瘤并发颅内病变 合并长期牙龈出血，血常规异常，骨髓穿刺检查均可鉴别。

5. 颅内感染 患者发病特点，流行病学史有前期感染的基础，合并高热、惊厥、抽搐，脑电图异常，头颅 CT 及 MRI 见到额、颞叶的炎症性异常信号。脑脊液检查可出现不同抗体的细胞数变化。

参考文献

[1] 吴勉华，王新月 . 中医内科学［M］. 北京：中国中医药出版社，2012.

[2] 王新志，韩群英，陈贺华，等 . 中华实用中风大全［M］. 北京：人民卫生出版社，1996.

[3] 国家中医药管理局脑病急症协作组 . 中风病诊断与疗效评定标准（试行）［J］. 北京中医药大学学报，1996，19（1）：55.

[4] 中华人民共和国卫生部 . 中药新药临床研究指导原则（试行）［M］. 北京：中国医药科技出版社，2002.

[5] 郑绍周 . 中风急症 [M]. 天津：天津科技翻译出版公司，1994.
[6] 张介眉，陈国华 . 中西医结合卒中单元——脑血管病有效的治疗模式 [M]. 北京：中国医药科技出版社，2005.
[7] 王新德 . 脑血管疾病分类（1995）[J]. 中华神经科杂志，1996，29（6）：57.
[8] 崔丽英 . 神经内科诊疗常规 [M]. 北京：人民卫生出版社，2009.
[9] 史玉泉，周孝达 . 实用神经病学 . 第 3 版 . 上海：上海科学技术出版社，2004.
[10] 陈灏珠，林果为，王吉耀 . 实用内科学 . 第 14 版 . 北京：人民卫生出版社，2013.
[11] 汤正才 . 临床脑血管疾病学 [M]. 北京：科学技术文献出版社，1994.
[12] 张佐文 . 临床神经学 [M]. 合记图书出版社，1982.
[13] 索爱琴 . 神经内科急症 [M]. 郑州：河南医科大学出版社，1996.
[14] 郑诚东，蒋建章，刘梅仕 . 临床神经病学 [M]. 哈尔滨：黑龙江科学技术出版社，2002.
[15] 王拥军 . 神经病学 [M]. 北京：北京大学医学出版社，2009.
[16] 钟善全，叶军 . 神经病学 [M]. 北京：中国医药科技出版社，2014.
[17] 栗秀初，吴保仁，黄远桂 . 新编神经病学 [M]. 西安：第四军医大学出版社，2002.

第二章 中风病的常见康复评定

第一节 概 述

中风康复评定是指对中风病人的功能状况进行的客观、定性或定量的评价，即对病人各方面情况的收集、量化和分析的结果做出合理解释的过程。它是制订康复治疗计划的基础和前提，并贯穿于康复治疗过程的始末。

一、康复评定的目的

1. 了解功能障碍的性质 通过评定，可确定中风病人引起功能障碍的器官或组织缺陷。如出血性中风（脑出血）的意识障碍重于缺血性中风，大面积中风引起的功能障碍重于小面积中风引起的功能障碍等。

2. 了解功能障碍的程度和范围 通过评定，可以明确功能障碍属于哪一个（或几个）方面受到限制（躯体、言语、心理、精神、社会功能），达到何种程度，了解康复的潜能及可能的影响因素，便于选择有针对性的治疗方法。

3. 评定治疗效果 康复评定贯穿于康复治疗过程的始末。首次评定，应找出病人存在的问题（功能障碍），拟订治疗方案；经过一段时间治疗后再次评定，了解治疗效果，修正治疗方案。如此反复，了解康复治疗的效果。

4. 判定预后 通过对功能障碍进行初期和中期评定，可以对病人将来的功能结局做出比较合理的预测，使病人和家属对进一步的治疗有足够的心理准备，为他们回归社会创造有利条件。

二、评定内容

根据评定项目和范围的不同，可分为单项评定、个体评定和全面评定。

1. 单项评定 是指对某一症状或功能的评价，如精神、心理、言语、运动、步态等。

2. 个体评定 主要是对日常生活的活动能力（ADL）评定，包括洗脸、刷牙、梳头、洗澡、排便、上下楼梯、转移等。

3. 全面评定 是指对个体或社会功能状态进行的评定，包括身体状况、上下肢功能、感觉器官功能、大小便控制能力、社会地位等。

三、评定阶段和过程

1. 评定阶段 可分为初次、再次和最后三个评定阶段，每个阶段的评定内容不同。

（1）初次评定：是指病人于康复治疗前进行的旨在了解存在问题和功能状态及其障碍程度的评定，为制订康复计划提供依据。

（2）再次评定：是指康复治疗一定时间（一般在 1 ～ 4 周）后所进行的评定，目的是了解功能有无改善及改善程度，决定是否对治疗方案进行修正。

（3）最后评定：是指康复治疗结束后或病人出院前进行的评定，其目的是了解治疗效果，如有无达到预期目标、是否需要继续康复治疗等。

2. 评定过程

（1）收集病史：包括一般情况，如姓名、性别、年龄、婚姻、职业、住址、入院日期等；临床资料，如病史、体格检查、并发症、治疗方法与效果等；日常生活活动能力，如床上动作、床下活动、家务活动等；身体功能，包括肌力、关节活动度、协调性、感觉、反射、生命体征等；精神状态，包括感知、认知、思维能力、情感等；社会适应性，包括人与人的关系、亲戚朋友的支持、家庭关系、物质条件、交通状况等。

（2）分析讨论：将收集的病史归纳、整理，找出存在的问题及原因，研究其改善的可行性。

（3）拟订治疗方案。

四、评定方法

1. 交谈　通过与病人和家属交谈以获取与康复评定或治疗相关的资料，如自觉症状、心理感受、对环境的满意度等。

2. 观察　观察病人的言行，了解其性格、心理、精神、智能等情况，对病人的病情有一个全面了解。

3. 检查　对病人的身体状况、残存功能、潜在能力等进行量化，如瘫痪肢体的肌力、肌张力、关节活动度等。

五、常用的评定量表

（一）评定指标

评定指标分为两类：一类是定性指标，如症状或体征的有无、治疗后有无改善等；另一类是定量指标，如血压、肌力、关节活动范围等。由于定量指标量化精确，便于比较和分析，因而在康复评定中较多采用。对有的定性指标也进行量化处理，称为量表，如评定颅脑损伤后遗忘程度的盖尔维斯顿量表、评定日常生活自理能力的功能独立性测量等。

（二）评定量表的种类

1. 按照评定方式分类

（1）自评量表：由受评者自己按照量表的项目和要求选择符合自己要求的答案，包括各种问卷和调查表，如症状自评量表、生活满意度指数、自评抑郁量表等。

（2）他评量表：由专业人员设定的对受评者进行评定的量表，如关节活动范围测量、肌力检查、Barthel 指数等。

2. 按照量表的编排方式分类

（1）数字评定量表：是提供一个已定义的数字序列，由评定者对受评者的行为进行等级确定。

（2）描述性评定量表：对所要评定的行为提供一组有顺序性的文字描述，由评定者为受评者选出一个合适的描述；也可将描述性量表与数字量表结合起来，即给描述性量表的每一个描述确定一个数字等级，如格拉斯哥昏迷量表、格拉斯哥预后量表等。

3. 按照量表的内容分类

（1）运动量表：如 Fugl–Myer 运动功能量表，Rivermead 运动指数、运动评定量表等。

（2）言语功能量表：如 Boston 诊断失语检查、西方成套失语测验、Frenchay 构音障碍评定等。

（3）心理精神量表：如焦虑评定量表、生活自理能力量表。

4. 按照社会功能量表分类　如家庭功能评定量表、生活满意度评定量表、总体情感量表等。

六、康复评定注意事项

1. 选择合适的评定方法。
2. 熟练掌握评定方法与技术，确保评定的准确性。
3. 病情评定尽可能由一人进行，确保标准的统一。
4. 评定动作迅速，尽量缩短时间，以免引起病人疲劳。
5. 检查或检测一般应做 3 次，以确保评定的准确性。
6. 评定时，患侧要与健侧进行对比。

第二节　运动功能障碍的评定

一、肌力评定

肌力评定是评定受试者在主动运动时肌肉或肌群的收缩力量，借以评定肌肉的功能状态及障碍的程度，是制订康复治疗方案、评定康复疗效和判断预后的依据。肌力评定的方法是根据是否使用器械而分为徒手肌力检查（MMT）及器械肌力评定。

MMT 不需特殊的检查器具，简便、易行，不受检查场所的限制，其结果可靠、有效，得到世界公认。目前多应用 Lovett 肌力分级法，即采用六级评分法，将测定肌肉的力量分为 0、1、2、3、4、5 级。每级的指标是依据受试肌肉收缩时所产生的肌肉活动、带动的关节活动范围、抵抗重力和阻力的情况而定。为了使评分更细、更精确，有人将肌力评分级别在六级评分法基础上加以调整，制定出 MMT 的详细肌力分级标准（表 2–1）。

表 2–1　MMT 的详细肌力分级标准

级别	判定标准
0	肌肉无任何收缩，无关节活动
1	触诊可摸到有肌肉收缩，但不能引起任何关节活动
2–	可见肌肉收缩，消除重力下关节可以轻微活动，范围＜ 100%，而＞ 50%
2	不能对抗重力，消除重力影响下能进行全关节范围的活动
2+	能对抗重力运动，但关节运动范围＜ 50%
3–	能对抗重力运动，但关节运动范围＜ 100%，而＞ 50%
3	能对抗重力运动，且能完成全关节范围的活动，但不能对抗任何阻力
3+	情况与 3 级相仿，但在运动末期能对抗一定的阻力
4–	对抗阻力与 4 级相同，但关节运动范围＜ 100%，而＞ 50%
4	能对抗阻力，但其大小达不到 5 级的水平
4+	在活动的初、早期能对抗的阻力与 4 级相同，但在末期能对抗 5 级阻力
5–	能对抗 5 级阻力，但关节运动范围＜ 100%，而＞ 50%
5	能对抗的阻力与正常相应肌肉的力量相同，并能完成全关节范围的活动

注意事项：为了减少 MMT 在临床上出现的误差，应尽可能使检查操作规范化。为此，具体操作中要注意以下几点：

（1）检查者应熟悉肌肉的起止点、肌肉所通过关节的位置及肌纤维的走行方向；正常肌肉收缩时所产生的肢体运动方向，产生某一运动时的主动肌、固定肌、拮抗肌和协同肌的关系，特别应了解协同肌可能产生的作用。

（2）检查前应用通俗的语言向被检查者说明检查的目的、步骤、方法和感受，必要时给予示范，让被检查者了解正确的动作而加以配合，以免产生不准确结果。

（3）选择适当的测试时机，受试者疲劳时、运动后或饱餐后均不宜进行肌力测试。

（4）全身肌力检查时，要按一定的顺序进行，避免遗漏和不必要的重复，检查结果及时记录，并注明检查日期。

（5）固定体位时，不能压迫肌肉或肌腱，以免妨碍其正常活动。

（6）当两侧肌力不一致时，为了准确把握施加阻力的大小，应首先检查健侧同名肌。

（7）保持正确的检测位置，尽可能稳定地固定近端关节，以确保正确判断肌力的级别，防止出现替代动作，影响结果的判定。

（8）在消除重力影响时，可采用让肌肉或肌群在水平而光滑的表面活动，或将测试部位用悬吊带吊起悬空。

（9）测定时所加阻力必须为同一强度，并且始终以平稳的速度持续给予阻力，阻力的方向应与肌肉牵拉力的方向相反；原则上抗阻不能应用于两个关节以上，施加阻力的位置应在肌肉附着处的远端部位上。

（10）测试时，如有肌肉的肿胀、疼痛或痉挛应在记录中注明。

（11）尽可能在同一体位完成所要检查的肌力情况，以避免因不断变换体位而造成费时与体力消耗。

（12）中枢神经系统疾病和损伤所致的痉挛性瘫痪及各种原因造成关节活动受限的患者不宜进行徒手肌力检查。

（13）肌力评定的禁忌证有关节不稳、骨折未愈合又未做固定、急性渗出性滑膜炎、局部严重疼痛、关节活动范围严重受限、急性扭伤、骨关节肿瘤、严重的心脏病或高血压等。

二、改良 Ashworth 痉挛评定量表

肌痉挛的检查和评价是康复处理的前提和效果判断的依据。肌痉挛的评估方法

有手法检查、仪器评定法等。手法检查是临床上较常用的方法，不需要任何仪器和设备，操作简单方便，适合在各种场合下使用。

改良 Ashworth 痉挛评定量表是最常用的手法检查评估方法之一。由于 Ashworth 原始痉挛 5 级分级法评定时易出现集束效应，即大部分患者集中在低、中级水平，存在一定缺陷。因此，目前较多应用改良的 Ashworth 分级评定标准（表 2–2）。该表在 1 级和 2 级中添加了一个中间等级，以降低处于中间等级附近的集束效应，并且考虑出现阻力的关节活动范围，检查时要求将被动运动的速度控制在 1 秒内通过全关节活动范围。

表 2–2　改良 Ashworth 痉挛评估量表

等级	标准
0	无肌张力增加，被动活动患侧肢体在整个范围内均无阻力
1	肌张力轻度增加，被动活动患侧肢体时，在关节活动范围内有轻微的阻力或突然出现卡住和释放
1^{+}	肌张力轻度增加，在关节活动 50% 范围内出现突然卡住，在关节活动 50% 范围内均有较小阻力
2	肌张力中度增加，在关节活动的大部分范围内有明显阻力，但受累部分仍能比较容易进行被动活动
3	肌张力显著增高，被动活动患侧肢体比较困难
4	僵直：值于屈或伸的位置，不能活动 肌张力极度增加，患侧肢体不能被动活动，肢体僵硬于屈曲或伸展位

注意事项：

（1）评定前应向患者说明检查目的、方法、步骤和感受，使患者了解评定的全过程，消除紧张。

（2）检查评定时，患者应处于舒适体位。一般采用仰卧位，充分暴露检查部位，先检查健侧同名肌，再检查患侧，并对双侧进行比较。

（3）避免在运动后、疲劳时、情绪激动及服用影响肌张力的药物时进行检查。

（4）检查时，室温应保持在 22 ～ 25℃范围内。

（5）重复评定时，还应注意选择尽可能相同的时间段和其他评定条件。

（6）在记录评定结果时，应注明测试的体位、是否存在影响肌张力的外在因素（如环境温度、评定时间等）、是否存在异常反射及肌痉挛分布的部位等。

三、Brunnstrom 评价法

Brunnstrom 评价法是中风后偏瘫运动功能障碍最常见的评价方法。

Brunnstrom 评价法客观地反映了中枢性瘫痪的本质及恢复过程，即从联合反应到共同运动再到分离运动，且瘫痪的程度和分级大致一致。它以 Brunnstrom 偏瘫恢复六阶段的理论为依据，将上肢、手、下肢的运动功能恢复过程分为六级。该法省时，简便易行，在临床检查中应用最多，但它存在如下不足之处：①仅是质的评定，没有量的评定；②仅是运动瘫痪的部分症状（联合反应、共同运动、分离运动）的评定；③仅限于上下肢功能，不包括躯干功能因素；④仅反映中枢性瘫痪的部分症状，不包括全部症状（表 2–3）。

表 2–3　Brunnstrom 偏瘫运动功能评价表

阶段	上肢	手	下肢
Ⅰ	无随意运动	无任何运动	无任何运动
Ⅱ	仅出现联合反应的模式	仅有极细微的屈伸	仅有极少的随意运动
Ⅲ	可随意发起联带运动，联带运动达高峰	可做钩状抓握运动，但不能伸指	在坐和站位上，有髋、膝、踝的协同性屈曲
Ⅳ	出现部分分离运动：①肩 0°，肘屈 90°下，前臂可旋前旋后；②在肘伸直的情况下，肩可前屈 90°；③手背可触及腰骶部	能侧捏及伸开拇指，手指有半随意小范围内的伸展活动	在坐位上，可屈膝 90°以上，可使足后滑到椅子下方。在足跟不离地的情况下，能使踝背屈曲
Ⅴ	出现分离运动：①肘伸直，肩可外展 90°；②在肘伸直、肩前屈 30°～ 90°的情况下，前臂可旋前旋后；③肘伸直、前臂中立位时，上肢上举过头	可做球状和圆柱状抓握运动，手指可同时伸展，但不能单独伸展	健腿站，患腿可先屈膝后伸髋；在伸膝的情况下，可做踝背屈曲（重心落在健腿上）
Ⅵ	运动协调近于正常，手指指鼻无明显辨距不良，但速度比健侧慢（≤ 5 秒）	所有抓握均能完成，但速度和准确性比健侧差	在站立位时，可使髋外展到超出抬起该侧骨盆所能达到的范围；坐位时，在伸直膝关节的情况下，可内外旋下肢，合并足的内外翻

四、Fugl–Meyer 评价法

Fugl–Meyer 评估的全称为躯体能力评估，其将运动功能、平衡能力、关节活动度、痛觉和感觉功能等与偏瘫后身体运动功能关系密切的内容综合为一种定量评定方法。该评定法的特点是内容全面、详细、科学性较强，现已广泛应用于临床和科研工作中。由于 Fugl–Meyer 评定法烦琐而费时，且其中的关节活动度、感觉等检查在一般表格中多有记载，故在临床中多使用简化的 Fugl–Meyer 评定法（表 2–4）。简化 Fugl–Meyer 评定：最高分 100 分。小于 50 分，患肢严重运动障碍；50 ～ 84 分，患肢明显运动障碍；85 ～ 95 分，患肢中度运动障碍；96 ～ 99 分，患肢轻度运动障碍。

表 2–4　简化 Fugl–Meyer 运动功能评定表

部位及体位	功能检查	评分标准
上肢坐位	1. 上肢反射活动 （1）肱二头肌腱反射 （2）肱三头肌腱反射	0 分：不引起反射活动 2 分：能引起反射活动
	2. 屈肌共同运动 （1）肩关节上提 （2）肩关节后缩 （3）肩关节外展（至少≥ 90°） （4）肩关节外旋 （5）肘关节屈曲 （6）前臂旋后	0 分：完全不能进行 1 分：部分完成 2 分：无停顿充分完成
	3. 伸肌共同运动 （1）肩关节内收和 / 或内旋 （2）肘关节伸展 （3）前臂旋前	0 分：完全不能进行 1 分：部分完成 2 分：无停顿充分完成
	4. 伴有共同运动的活动 （1）手触腰椎	0 分：没有明显活动 1 分：手仅可向后越过髂前上棘 2 分：能顺利进行
	（2）肩关节屈曲 90° （肘关节 0°位时）	0 分：肩关节屈曲开始时就出现肩外展或肘关节屈曲 1 分：肩关节外展及肘关节屈曲发生在较晚时间 2 分：能顺利充分完成
	（3）肩关节 0°，肘关节 90°，前臂旋前、旋后	0 分：肘关节不能保持 90°或完全不能完成该动作 1 分：肩、肋关节正确位时，能在一定的范围内主动完成该活动 2 分：完全旋前、旋后，活动自如

部位及体位	功能检查	评分标准
上肢坐位	5. 分离运动 （1）肩关节外展 90°、肘关节 0°位时，前臂旋前 （2）肩关节屈曲 90°～180°，肘关节 0°位时，前臂中立位 （3）肩关节屈曲 30°～90°、肘关节 0°位时，前臂旋前、旋后	 0 分：一开始肘关节就屈曲、前臂偏离方向，不旋前 1 分：可部分完成或者在活动时肘关节屈曲或前臂不能旋前 2 分：顺利完成 0 分：开始时，肘关节屈曲或肩关节外展 1 分：在肩部屈曲时，肘关节屈曲、肩关节外展 2 分：顺利完成 0 分：前臂旋前、旋后完全不能进行或肩、肘位不正确 1 分：能在要求肢位时，部分完成旋前、旋后 2 分：顺利完成
	6. 反射亢进 （1）肱二头肌腱反射 （2）指屈肌反射 （3）肱三头肌腱反射	 0 分：至少 2 ～ 3 个反射明显亢进 1 分：一个反射明显亢进或至少 2 个反射活跃 2 分：反射活跃不超过 1 个，并且无反射亢进
	7. 腕稳定性 （1）肘关节 90°、肩关节 0°时，伸腕 （2）肘关节 90°、肩关节 0°时，腕关节屈伸 （3）肘关节 0°、肩关节 30°时，伸腕 （4）肘关节 0°、肩关节 30°时，屈伸腕 （5）腕环形运动	 0 分：患者不能伸腕关节达 15° 1 分：可完成伸腕，但不能抗阻 2 分：有轻微阻力时，仍可保持伸腕 0 分：不能随意运动 1 分：不能在全关节范围内主动活动腕关节 2 分：能平滑地、不停顿地进行 评分同（1）项 评分同（2）项 0 分：不能进行 1 分：活动费力或不完全 2 分：正常完成
手	8. 手指 （1）集团屈曲	 0 分：不能屈曲 1 分：能屈曲，但不充分 2 分：（与健侧比较）能完全主动屈曲

续表

部位及体位	功能检查	评分标准
手	（2）集团伸展	0分：不能伸展 1分：能够主动伸展手指（能够松开拳头） 2分：能充分地主动伸展
	（3）握力1：掌指关节伸展、指间关节屈曲，检测抗阻握力	0分：不能保持要求位置 1分：握力微弱 2分：能够抵抗相当大的阻力抓提
	（4）握力2：所有关节0°位时，拇指内收	0分：不能进行 1分：能用拇、示指捏住一张纸，但不能抵抗拉力 2分：可牢牢捏住纸
	（5）握力3：患者拇、示指可夹住一支铅笔	评分方法同握力2
	（6）握力4：患者可握住一个圆筒物体	评分方法同握力2、3
	（7）握力5：握球形物体，如网球	评分方法同握力2、3、4
	9. 协调性与速度（快速进行5次） （1）震颤	 0分：明显震颤 1分：轻度震颤 2分：无震颤
	（2）辨距不良	0分：明显的或不规则的辨距不良 1分：轻度的或规则的辨距不良 2分：无辨距不良
	（3）速度	0分：较健侧慢6秒 1分：较健侧慢2～5秒 2分：两侧差别小于2秒
下肢（仰卧位）	1. 有无反射活动 （1）跟腱反射 （2）（髌）膝腱反射	 0分：无反射活动 2分：有反射活动
	2. 屈肌共同运动 （1）髋关节屈曲 （2）膝关节屈曲 （3）踝关节屈曲	 0分：不能进行 1分：部分进行 2分：充分进行
	3. 伸肌协同运动 （1）髋关节伸展 （2）髋关节内收 （3）膝关节伸展 （4）踝关节跖屈	 0分：没有运动 1分：微弱运动 2分：几乎与对侧相同

续表

部位及体位	功能检查	评分标准
坐位	4. 伴有共同运动的活动 （1）膝关节屈曲 （2）踝关节背屈	 0 分：无主动运动 1 分：膝关节能从微伸位屈曲，但屈曲不超过 90° 2 分：膝关节屈曲大于 90° 0 分：不能主动背屈 1 分：不能完全主动背屈 2 分：正常背屈
站位	5. 分离运动（髋关节 0°位） （1）膝关节屈曲 （2）踝关节背屈	 0 分：在髋关节伸展位时不能屈膝 1 分：髋关节不屈曲，膝关节能屈曲，但不能到达 90°，或进行时髋关节屈曲 2 分：能主动活动 0 分：不能主动活动 1 分：能部分背屈 2 分：能充分背屈
坐位	6. 反射亢进 （1）膝部屈曲 （2）膝腱反射 （3）跟腱反射	 0 分：至少 2 ～ 3 个反射明显亢进 1 分：一个反射亢进或至少 2 个反射活跃 2 分：不超过 1 个反射活跃
仰卧位	7. 协调性和速度 跟 – 膝 – 胫试验（连续重复 5 次） （1）震颤 （2）辨距障碍 （3）速度	 0 分：明显震颤 1 分：轻度震颤 2 分：无震颤 0 分：明显不规则的辨距障碍 1 分：轻度规则的辨距障碍 2 分：无辨距障碍 0 分：较健侧慢 6 秒 1 分：较健侧慢 2 ～ 5 秒 2 分：两侧差别小于 2 秒

第三节　吞咽困难的评定

吞咽困难的临床评定主要采用临床检查法，也就是要详细了解患者的病史，对患者进行全面神经系统体检和相关特殊检查。临床评定要达到如下目的：筛查吞咽困难是否存在；提供吞咽困难病因和解剖生理变化的依据；确定患者有无误咽的危险因素；确定是否需要改变提供营养的手段；为吞咽困难诊断和治疗推荐辅助测试及必要程序（表2–5）。

表 2–5　吞咽困难临床评定的具体内容

临床评价项目		具体内容
病史	现病史	主诉：患者有无吞咽困难，注意倾听患者对吞咽困难的描述。例如吞咽困难的持续时间，吞咽困难的频度、加重与缓解因素等 症状：观察患者的表现，注意患者有无下述表现：进食梗阻感、口与嗓子疼、鼻腔反流、口腔异味、吞咽时噎塞或咳嗽，呼吸系统症状如慢性咳嗽、呼吸短促及胃食管反流等。同时观察患者有无继发症状，如体重减轻、饮食习惯改变、食欲改变、味觉变化、口腔干燥或唾液黏稠、言语和嗓音异常等
	既往史	有无神经系统疾病、以前的吞咽检查、外科情况、精神以及心理病史、服药情况
临床检查	一般检查	包括营养或脱水情况、流涎、精神状态如注意力、定向、接受或表达语言如视觉－运动功能、记忆障碍
	言语功能	注意嗓音变化，有无共鸣，发音是否异常
	口咽部检查	检查口咽部肌肉的活动情况，如肌力、运动范围，注意检查口咽部有无感觉异常
	反射检查	检查咽反射、咳嗽反射，是否存在吸吮反射等原始反射
实验室检查	颅脑 CT 和 MRI 检查	
	吞咽 X 射线电视透视检查（VF5S）	
	饮水试验法	

注意事项：

（1）急性期患者病情稳定，鼻饲暂已去除，经主管医师允许后方可进行吞咽功能的评定。

（2）X 光造影录像检查时，应备有吸痰器。同时，应在具备临床急救技术的医务人员监护下进行。

（3）评定前应向患者或家属告知评定的目的、内容以及可能出现的特殊情况，如呛咳、吸入性肺炎、窒息；局部黏膜损伤、出血、疼痛、感染；牙（义）齿脱落、误咽等，以获得全面的理解和配合。

附：饮水试验

饮水试验是一种常用的吞咽功能检查法。检查时患者取坐位，以水杯盛水30mL，嘱患者如常饮下，注意观察患者饮水经过，并记录时间。结果可分为5种情况：①一次喝完，无呛咳（根据计划又分为：a.5秒之内喝完；b.5秒以上喝完）；②两次以上喝完，无呛咳；③一次喝完，有呛咳；④两次以上喝完，有呛咳；⑤多次发生呛咳，不能将水喝完。

吞咽功能判断：正常：①a；可疑：①b；异常：②③④⑤。

第四节　失语症的评定

一、定义

失语症是由于脑部损伤而使原已获得的语言能力受损或丧失的一种语言障碍综合征。表现为患者在意识清晰、无精神障碍及严重智能障碍的前提下，无感觉缺失和发音器官肌肉瘫痪及共济运动障碍，却听不懂别人及自己的讲话，说不出要表达的意思，不理解也写不出病前会读、会写的字句等；中风是最常见的病因，其他包括颅脑损伤、脑部肿瘤、脑组织炎症等。

二、分类

目前尚无统一公认的方法，根据汉语失语检查法，一般将失语症分为以下几种：

1. 外侧裂周围失语综合征，包括运动性失语（Broca失语）、感觉性失语（Wernicke失语）和传导性失语。

2. 分水岭区失语综合征：包括经皮质运动性失语、经皮质感觉性失语和经皮质混合性失语。

3. 完全性失语。

4. 命名性失语。

5. 皮质下失语综合征，包括丘脑性失语和基底核性失语。

6. 失读症、失写症。

主要失语症的病灶部位和言语障碍特征见表2-6。

表 2–6　主要失语症的类型与言语特征

失语类型	病灶部位	听理解	言语表达	复述	其他
运动性失语	左额下回后部	相对好	语量少，不流利，失语法，电报式言语，言语笨拙，话语短	差	也称 Broca 失语，表达性失语
感觉性失语	左颞上回后部	差	语量多，语言流利，杂乱语、错语多，信息量少，答非所问	差	也称 Wernicke 失语，对言语障碍的自制力差
经皮质运动性失语	左 Broca 区前上部	类似感觉性失语	类似感觉性失语	好	
经皮质感觉性失语	左颞顶分水岭区	类似运动性失语	类似运动性失语	好	模仿言语
经皮质混合性失语	左分水岭区	差	非流利性，可有模仿性言语	相对好	命名、阅读、书写严重障碍
传导性失语	左弓状束及缘上回	较好	言语相对流利，语调正常，起始音费力，音素错误	（与自发性言语比较）明显差	
命名性失语	颞顶枕结合区	好	命名不能，词提取困难，言语空洞，迂回语，言语流利	较好	
皮质下失语	左丘脑 左基底节	好 好	音量小，语调低，不主动讲话，找词困难 音量小，语调低，自发性言语受限	好 好	
完全性失语	左额顶颞叶大灶	差	无功能性言语，可保留少量系列语，刻板言语	差	全部言语功能损害严重

三、评定内容

1. 言语表达　采取与患者谈话的形式。通过询问患者的姓名、年龄、职业及患病经过等情况，在交谈中了解其言语表达为流利型或非流利型，是否有命名障碍，是否有复述障碍，是否有错语、杂乱语、模仿语、刻板语及言语持续现象，是否伴有构音障碍。

2. 听觉理解 将 4 ～ 5 个日常用品或卡片摆放在患者的面前并说出名称，由患者指出所说的物品，观察患者对单词的理解及句子的理解。如果患者的理解较好，可以让他按指令摆放物品，由易到难。

3. 阅读 阅读能力受损，表现为不能正确朗读和理解文字或者能够朗读但不理解内容，又称为失读症。向患者出示以上同样物品或卡片的文字，由患者读出并与图片相匹配；以及执行书面语言的指令。

4. 书写 表现为书写能力受损或丧失，又称为失写症。让患者抄写、听写或自发书写自己的名字或物品的名称、数字等。

四、评定方法

1. 国际上常用的失语症评定法

（1）波士顿诊断性失语症检查法：英语国家普遍应用的标准失语症检查。由 5 个大项目组成，包括 27 个分测验：①会话和自发性言语；②听觉理解；③口语表达；④书面语言理解；⑤书写。此检查详细、全面，但费时。

（2）日本标准失语症检查法：检查由听、说、读、写、计算 5 大项组成，共包括 26 个分测验，按 6 阶段评分。此检查易于操作且对训练有指导作用。

（3）西方失语症成套测验：是较短的波士顿失语症检查版本，除评定失语外，还可评定运用、视空间功能、结构能力及大脑的非语言功能等。

2. 国内常用的失语症检查法

（1）汉语标准失语症检查：此检查由中国康复研究中心语言治疗科按照汉语的语法、语言特点并参考日本的标准失语症检查而设计的。此检查由 30 个分测验组成，分为 9 个大项目，包括听理解、复述、说、出声读、阅读理解、抄写、描写、听写和计算。此方法简单、易操作，对训练有指导作用，但只适合成人失语症患者。

（2）汉语失语成套测验：此测验由北京医科大学神经心理研究室参考西方失语成套测验结合国情编制的。由 10 大项目组成，包括会话、理解、复述、命名、阅读、书写、结构与视空间、运用和计算、失语症总结。

3. 失语症严重程度的评定 目前，国际和国内多采用波士顿诊断性失语症检查法（boston diagnostic aphasia examination，BDAE）中的失语症严重程度分级（表 2–7）。

表 2–7　BDAE 失语症严重程度分级标准

级别	标准
0 级	无有意义的言语或听觉理解能力
1 级	言语交流中有不连续的言语表达，但大部分需要听者去推测、询问或猜测；可交流的信息范围有限，听者在言语交流中感到困难
2 级	在听者的帮助下，可能进行熟悉话题的交谈，但对陌生话题常常不能表达出自己的思想，使患者与检查者都感到言语交流有困难
3 级	在仅需少量帮助下或无帮助下，患者可以讨论几乎所有的日常问题，但由于言语和（或）理解能力的减弱，使某些谈话出现困难或不大可能
4 级	言语流利，但可观察到有理解障碍，而思想和言语表达尚无明显限制
5 级	有极少可分辨得出的言语障碍，患者主观上可能有点困难，但听者不一定能明显觉察到

第五节　认知功能障碍的评定

认知功能属于大脑皮质的高级活动范畴，包括感觉、知觉、注意、记忆、理解和智能等。评定脑卒中患者的认知功能有助于推测其预后，并为制订康复治疗计划提供依据。

一、严重认知功能障碍的筛查

严重认知功能障碍，指的是严重的注意、记忆、思维、言语等方面认知功能的障碍，亦称为痴呆。痴呆常用简明精神状态检查表（MMSE）进行筛查（表 2–8）。

表 2–8　简易精神状态检查表（MMSE）

检查内容		得分
（一）现在我要问您一些问题来检查您的记忆力和计算力，多数都很简单	1. 请说出今年的年份	1/0
	2. 现在是什么季节？	1/0
	3. 现在是几月份？	1/0
	4. 今天是几号？	1/0
	5. 今天是星期几？	1/0
	6. 这是什么城市（城市名）？	1/0
	7. 这是什么区（城区名）？	1/0
	8. 这是什么医院（或胡同，医院名或胡同名）？	1/0
	9. 这是第几层楼？	1/0
	10. 这是什么地方？（地址、门牌号）	1/0

续表

检查内容		得分
（二）现在我告诉您三种东西的名称，我说完后请您重复一遍。请您记住这三种东西，过一会儿我还要问您	树	1/0
	钟	1/0
	汽车	1/0
（三）现在请您算一算，从100减去7，然后从所得的数减下去，请您将每减一个7后的答案告诉我，直到我说“停”为止	100−7=93	1/0
	93−7=86	1/0
	86−7=79	1/0
	79−7=72	1/0
	72−7=65，停	1/0
（四）现在请您说出刚才我让您记住的那三种东西的名字？	树	1/0
	钟	1/0
	汽车	1/0
（五）检查者出示自己的手表 检查者出示自己的铅笔	请问这是什么？	1/0
	请问这是什么？	1/0
（六）请您跟我说“四十四只石狮子”		1/0
（七）检查者给受试者一张卡片，上面写着“请闭上您的眼睛”	请您念这句话，并按上面的意思去做	1/0
（八）我给您一张纸，请您按我说的去做，现在开始	用左手或右手（未受累侧）拿着这张纸	1/0
	用两只手将它对折起来	1/0
	把纸放在您的左腿上	1/0
（九）请您给我写一个完整的句子		1/0
（十）（出示图案）请您照着这个样子把它画下来		1/0

注：总分范围为0～30分，正常与不正常的分界值与受教育程度相关：文盲（未受教育）组17分，小学（受教育年限≤6年）组20分，中学或以上（受教育年限≥6年）组24分。分界值以下为有认知功能缺陷，以上为正常。

注意事项：

（1）检查过程应尽量避免外界干扰。老人容易灰心丧气或放弃，故应多鼓励，一次检查一般需要5～10分钟。

（2）第二项只许主试者讲一遍。不要求受试者按物品次序回答。若第一遍有错误，则先记分；然后告诉病人错误所在，并请他回忆，直至正确。但最多只能“学习”5次。

（3）第三项为临床常用的“连续减7”测验，同时检查受试者的注意力，不要重复被试的答案。不能用笔算。若一项算错，则扣该项的分；若后一项正确，则得该项得分。如：100–7=93（正确，得分），93–7=88（应该为86，不正确，扣分），88–7=81（正确，得分）。

（4）第六项只许说一遍，只有正确、咬字清楚才记1分。

（5）第九项句子必须要有主语、谓语，且有意义。

（6）第十项只有描绘出：两个五边形的图案，交叉处形成一个小四边形，才算对，记1分。

二、失用症的评估

失用症又称运用不能症，是指在没有严重的瘫痪、感觉缺失或共济失调的情况下，病人不能完成某些有目的的动作。失用症可以累及正常时随意运动的任何动作。中风病人常见的失用症及其评估方法主要有以下几种：

1. 运动性失用　运动性失用是最简单的失用症，常见于上肢或舌。评估时可让患者做扣纽扣、系鞋带、穿针引线等精细动作，不能完成者为阳性。

2. 结构性失用　结构性失用是以空间失认为基础的一种症状。评估方式如下：

（1）画空心十字试验：给病人纸和笔，让其照着1个“十”字画1个空心十字的图形。不能完成者为阳性。

（2）用火柴棒拼图试验：检查者先用火柴拼成各种图形，然后让病人照样复制。不能完成者为阳性。

（3）砌积木试验：检查者用积木块搭成几种简单的图形，让病人仿制。不能完成者为阳性。

3. 意念运动性失用

（1）模仿动作：检查者向患者示范一种动作，如举起一手，伸食指、无名指和小指，将中指和拇指对指；或伸食指、中指、无名指，小指和拇指相对；让患者模仿，凡不能完成指令者为阳性。

（2）按口头命令动作：让患者执行检查者的口头动作指令。不能执行者为阳性。

三、失认症的评定

失认症是指病人不能通过知觉来认识自己熟悉的物体。中风病人的失认很少单独存在，常与失语症、失用症一同出现。

失认症的常见种类及评估方法如下：

1. 一侧空间失认

（1）平分直线：在一张白纸上画一条横线，让病人用一垂直短线将横线分为左右两段，如果病人画的垂线明显地偏向一侧，即为阳性。

（2）看图说物：用一张由左至右画有多种物品的图片，让患者看图说出物品的名称，如果漏说一侧的物品，即为阳性。

（3）画人：评估者先在纸上画一个人，然后让病人去模仿着画。如果画出来的缺少一半，或明显偏歪、扭曲，即为阳性。也可以让病人画一个钟面，如果将钟面画在纸的一边，并将 1 ～ 12 的数字集中在一侧，即为阳性。

2. 触觉失认

触觉失认是指病人虽然有触觉、温度觉、本体感觉，但不能通过手触摸的方式来辨认物体的形态。评估方法如下：

（1）在桌子上摆放各种物品，如球、铅笔、硬币、纽扣、积木块、剪刀，先让病人闭眼用手认真触摸其中 2 件，辨认是何物，然后放回桌面，再睁开眼，从物品中挑出刚才触摸过的物品，能在适当的时间内将所有物品辨认清楚者为正常。

（2）用塑料制成 10 个几何图形，如三角形、五星形、正方形、六角形、八角形、十字形、菱形、梯形、圆形，先让患者闭眼触摸其中一块，然后再睁开眼，试着从中寻找出与刚才触摸过的物品相同的图形，在适当时间内能正确辨认图形者为正常。

3. 视觉失认

视觉失认是指病人对所见的物体、颜色、图画不能辨别其名称和作用，但经触摸或听到声音或嗅到气味时，则能正确说出。评估方法如下：

（1）形状失认：取图形为三角形、菱形的塑料块各两块，杂乱地混放于病人面前，让其分辨，辨认不正确者为阳性。

（2）物品失认：将多种物品混放在一起，其中有同样的物品。让病人将同样的物品挑选出来，能够正确完成者为正常，不能完全挑出来的为阳性。

（3）颜色失认：给患者一张绘有苹果、橘子、香蕉的无色图形，让病人用彩色笔在每张图上描上相应的颜色，完成不正确的为阳性。

（4）相貌失认：在病人面前放几张众人皆知的名人照片，如歌星、影星等，看病人能否认出；或让病人照镜子，看能否认出是其本人。不能正确回答的为阳性。

第六节　日常生活活动能力的评定

日常生活活动能力（activities of daily living，ADL）反映了人们在家庭、工作场所及社区中的最基本能力，是人们生存必备的能力之一。康复训练的基本目的就是要改善他们的日常生活的活动能力，为此，必须了解他们的功能状况，即进行日常生活的活动能力评定。

ADL 评定有大量的评定方法，其中 Barthel 指数评定（Barthle Index，BI）应用最广。该评定方法简单，可信度高，灵敏度也高，应用广泛，是目前临床研究最多的一种日常生活的活动能力评定方法。BI（表 2–10）包括进食、穿衣、转移、步行、大便控制、小便控制、用厕、上楼梯、修饰、洗澡共 10 项内容。根据是否需要帮助及帮助的多少分为 0 分、5 分、10 分、15 分四个等级。总分为 100 分，得分越高，独立性越强。若达到 100 分，说明其日常生活可以自理，但不能说明可以独立生活，因为这里没有评定他的家务劳动及交流等方面的能力。

表 2–10　BI 评定量表

项目	分类	评分
进食	自理 需部分帮助（夹菜、搅拌等） 依赖	10 5 0
穿衣	自理（穿鞋袜、系扣、拉拉链） 需部分帮助 依赖	10 5 0
转移	自理 需少量帮助（1 人）或指导 需大量帮助（2 人），能坐 依赖，不能坐	15 10 5 0
步行（平地 45m）	独立步行（可用辅助器具） 需少量帮助（1 人）或指导 使用轮椅行走 依赖，不能动	15 10 5 0

续表

项目	分类	评分
大便控制	能控制 偶尔失禁（每周< 1 次） 失禁（或没失禁但昏迷）	10 5 0
小便控制	能控制 偶尔失禁（每 24h < 1 次，每周> 1 次） 失禁（或昏迷由他人导尿）	10 5 0
用厕	自理（用便盆，要自己清理） 需部分帮助 依赖	10 5 0
上楼梯	自理（可用辅助器具，如拐杖） 需部分帮助（1 人）或指导 依赖	10 5 0
修饰（洗脸、梳头、刷牙、刮脸）	独立完成 需帮助	5 0
洗澡	自理 依赖	5 0

结果判断：< 20 分，为完全残疾，生活完全依赖；20 ～ 40 分，为重度功能障碍，生活需要很大帮助；40 ～ 60 分，为中等功能障碍，生活需要帮助；> 60 分，为良，生活基本自理。BI 得分 40 分以上者，康复治疗效益最大。

第七节　中医临床疗效的评定

一、症状分级量化

对中风病主症以外的中医相关症状分别制定分级量化标准，一般按照症状轻、中、重的不同程度进行量化计分（表 2–11）。

表 2–11　中风病症状分级量化表

症状	轻	中	重
头晕目眩	偶尔出现	经常出现，尚可忍受	频繁出现，难以忍受
头痛	偶尔出现，程度轻微	经常出现，尚可忍受	频繁出现，疼痛难忍
心烦易怒	略感心烦	烦躁不安	烦躁易怒

续表

症状	轻	中	重
肢体强急	肌张力略高	肌张力较高，但能伸展	肢体强痉拘急
颈项强急	轻度抵抗	中度抵抗	重度抵抗
肢体麻木	偶有麻木，程度轻微	持续麻木，尚可忍受	持续麻木，难以忍受
痰多	偶有咯痰	咯痰较多	痰涎壅盛或喉中痰鸣
气短乏力	偶有气短	动则气短	安静时即感气短
自汗	安静时汗出	偶尔汗出	动则汗出
便干便秘	便干，每日1次	便干，2～3日1次	大便干硬，数日不行
口干口渴	口干微渴	口干欲饮	咽干口燥
舌质红	微红	较红	红绛
舌质暗	略暗	较暗	紫暗
舌苔黄腻	薄黄腻	黄腻	黄厚腻

二、中医证候疗效判定标准

1. 临床痊愈 中医临床症状、体征消失或基本消失，证候积分减少≥95%。

2. 显效 中医临床症状、体征明显改善，证候积分减少≥70%。

3. 有效 中医临床症状、体征均有好转，证候积分减少≥30%。

4. 无效 中医临床症状、体征均无明显改善，甚或加重，证候积分减少不足30%。

注：计算公式（尼莫地平法）为［（治疗前积分－治疗后积分）÷治疗前积分］×100%。

参考文献

[1] 张绍岚. 康复功能评定［M］. 北京：高等教育出版社，2009.

[2] 周维金，黄永禧，王茂斌. 康复专业人员培训教材［M］. 北京：北京大学医学出版社，2009.

[3] 谈跃，任惠. 脑卒中现代临床与康复［M］. 昆明：云南科学技术出版社，1999.

[4] 王海成. 康复医学［M］. 郑州：河南科学技术出版社，2006.

[5] 贾子善，吕佩源，闫彦宁. 脑卒中康复［M］. 石家庄：河北科学技术出版社，2006.

[6] 成凤台. 脑卒中康复指南［M］. 太原：山西科学技术出版社，2007.

[7] 中华人民共和国卫生部. 中药新药临床研究指导原则（试行）［M］. 北京：中国医药科技出版社，2002.

第三章 中医康复治疗技术

第一节　中药治疗

一、概述

根据分期的不同，中风的治疗重点各异。中经络，治以平肝息风、化痰祛瘀通络为主。中脏腑闭证，治当息风清火、豁痰开窍、通腑泄热；脱证，急宜救阴回阳固脱；对内闭外脱之证，则须醒神开窍与扶正固脱兼用。恢复期及后遗症期多为虚实兼夹，当扶正祛邪，标本兼顾。治以平肝息风、化痰祛瘀与滋养肝肾、益气养血并用。

二、临床应用

（一）急性期

1. 中经络

（1）风痰瘀阻证

症状：肌肤不仁，手足麻木，突发口眼歪斜、语言不利、口角流涎、舌强语謇，甚则半身不遂，或兼见手足拘挛、关节酸痛等症，舌苔薄白或紫暗，或有瘀斑，脉弦涩或滑。

证机概要：脉络空虚，风痰乘虚入中，气血闭阻。

治法：祛风化痰通络。

方药：真方白丸子加减。常用药半夏、南星、白附子祛风化痰；天麻、全蝎息风通络；当归、白芍、鸡血藤、豨莶草养血祛风。语言不清者，加菖蒲、远志祛痰宣窍；痰瘀交阻，舌紫有瘀斑，脉细涩者，可酌加丹参、桃仁、红花、赤芍等活血化瘀。

（2）风阳上扰证

症状：平素头晕头痛，耳鸣目眩，突发口眼歪斜、舌强语謇，或手足重滞，甚则半身不遂等症，舌质红苔黄，脉弦。

证机概要：肝火偏旺，阳亢化风，横窜络脉。

治法：平肝潜阳，活血通络。

方药：天麻钩藤饮加减。常用药天麻、钩藤平肝息风；珍珠母、石决明镇肝潜阳；桑叶、菊花清肝泄热；黄芩、山栀清肝泻火；牛膝活血化瘀，引气血下行。夹有痰浊，胸闷，恶心，苔腻，加胆星、郁金；头痛较重，加羚羊角、夏枯草以清肝息风；腿足重滞，加杜仲、寄生补益肝肾。

2. 中脏腑

（1）闭证：主要症状是突然昏仆，不省人事，牙关紧闭，口噤不开，两手握固，肢体偏瘫，拘急抽搐。由于有痰火和痰浊内闭之不同，故有阳闭和阴闭之分。

①阳闭：除闭证主要症状外，兼见面红气粗，躁动不安，舌红苔黄，脉弦滑有力。

证机概要：肝阳暴涨，阳升风动，气血上逆，夹痰火上蒙清窍。

治法：清肝息风，辛凉开窍。

方药：先灌服（或用鼻饲法）局方至宝丹或安宫牛黄丸以辛凉透窍；并用羚羊角汤加减以清肝息风，育阴潜阳。方中羚羊角为清肝息风主药，配菊花、夏枯草、蝉衣使火降风息，则气血下归；龟板、白芍、石决明育阴潜阳；丹皮、生地黄清热凉血。如有抽搐，可加全蝎、蜈蚣、僵蚕。痰多者，可加竹沥、天竺黄、胆南星。如痰多昏睡，可加郁金、菖蒲以增强豁痰透窍之力。

②阴闭：除闭证主要症状外，兼见面白唇紫或黯，四肢不温，静而不烦，舌质暗淡，苔白腻滑，脉沉滑。

证机概要：痰湿偏盛，风夹痰湿，上蒙清窍。

治法：豁痰息风，辛温开窍。

方药：急用苏合香丸温开水化开灌服（或用鼻饲法），以温开透窍；后用涤痰汤加减。本方化痰开窍，用于痰蒙心窍，神志呆滞不清者。常用药半夏、茯苓、橘红、竹茹化痰；郁金、石菖蒲、胆星豁痰开窍；天麻、钩藤、僵蚕息风化痰。兼有动风者，加天麻、钩藤以平息内风；有化热之象者，加黄芩、黄连；见戴阳证者，属病情恶化，宜急进参附汤、白通加猪胆汁汤救治。

（2）脱证

症状：突然昏仆，不省人事，目合口张，鼻鼾息微，手撒肢冷，汗多，大小便自遗，肢体软瘫，舌痿，脉细弱或脉微欲绝。

证机概要：正不胜邪，元气衰微，阴阳欲绝。

治法：回阳救阴，益气固脱。

方药：参附汤合生脉散加味。参附汤补气回阳，用于阳气衰微，汗出肢冷欲脱；生脉散益气养阴，用于津气耗竭。两方同用，功能益气回阳、救阴固脱，主治阴竭阳亡之证。亦可用参麦注射液或生脉注射液静脉滴注。常用药人参、附子补气回阳；麦冬、五味子、山萸肉滋阴敛阳。阴不恋阳，阳浮于外，津液不能内守，汗泄过多者，可加龙骨、牡蛎敛汗回阳；阴精耗伤，舌干，脉微者，加玉竹、黄精以救阴护津。

（二）恢复期和后遗症期

中风病急性阶段经抢救治疗后，若神志渐清，痰火渐平，饮食稍进，渐入恢复期，但后遗症有半身不遂、口歪、语言謇涩或失语等。此时仍须积极治疗并加强护理。

针灸与药物治疗并进，可以提高疗效。药物治疗根据病情可采用标本兼顾或先标后本等治法。治标宜搜风化痰，通络行瘀；肝阳偏亢者，可采用平肝潜阳法。治本宜补益气血，滋养肝肾或阴阳并补。

1. 痰瘀阻络证

症状：口眼歪斜，舌强语謇或失语，半身不遂，肢体麻木，苔滑腻，舌暗紫，脉弦滑。

证机概要：风痰阻络，气血运行不利。

治法：搜风化痰，行瘀通络。

方药：解语丹加减。常用药天麻、胆星、天竺黄、半夏、陈皮息风化痰；地龙、僵蚕、全蝎搜风通络；远志、菖蒲化痰宣窍，豨莶草、桑枝、鸡血藤、丹参、红花祛风活血通络。痰热偏盛者，加全瓜蒌、竹茹、川贝母清化痰热；兼有肝阳上亢，头晕头痛，面赤，苔黄舌红，脉弦劲有力，加钩藤、石决明、夏枯草平肝息风潜阳；咽干口燥，加天花粉、天冬养阴润燥。

2. 气虚血瘀证

症状：肢体偏枯不用，肢软无力，面色萎黄，舌质淡紫或有瘀斑，苔薄白，脉细涩或细弱。

证机概要：气虚血瘀，脉阻络痹。

治法：益气养血，化瘀通络。

方药：补阳还五汤加减。本方适用于中风恢复阶段，气虚血滞，而无风阳痰热表现之半身不遂、口眼歪斜或语言謇涩之证。常用药黄芪补气以养血；桃仁、红花、赤芍、归尾、川芎养血活血，化瘀通络；地龙、牛膝引血下行、通络。血虚甚，加枸杞、首乌藤以补血；肢冷，阳失温煦，加桂枝温经通脉；腰膝酸软，加川断、桑寄生、杜仲以壮筋骨，强腰膝。

3. 肝肾亏虚证

症状：半身不遂，患肢僵硬，拘挛变形，舌强不语，或偏瘫，肢体肌肉萎缩，舌红脉细，或舌淡红，脉沉细。

证机概要：肝肾亏虚，阴血不足，筋脉失养。

治法：滋养肝肾。

方药：左归丸合地黄饮子加减。左归丸功专滋补肝肾真阴，用于精血不足，不能荣养筋脉所致腰膝酸软、肢体不用等症；地黄饮子功用滋肾阴、补肾阳、开窍化痰，用于下元虚衰，虚火上炎，痰浊上泛所致之舌强不语、足废不用等症。

常用药：干地黄、首乌、枸杞、山萸肉补肾益精；麦冬、石斛养阴生津；当归、鸡血藤养血和络。加减：若腰酸腿软较甚，加杜仲、桑寄生、牛膝补肾壮腰；肾阳虚，加巴戟天、苁蓉补肾益精，附子、肉桂温补肾阳；夹有痰浊，加菖蒲、远志、茯苓化痰开窍。

三、注意事项

1. 应识别中风先兆，及时处理，以预防中风发生。平时在饮食上宜食清淡易消化之物，忌肥甘厚味、动风、辛辣刺激之品，并禁烟酒；要保持心情舒畅，做到起居有常，饮食有节，避免疲劳，以防止卒中和复中。

2. 中风之后，应加强护理。遇中脏腑昏迷时，须密切观察病情变化，注意面色、呼吸、汗出等变化，以防向闭脱转化。加强口腔护理，及时清除痰涎，喂服或鼻饲中药应少量多次频服。恢复期要加强偏瘫肢体的被动活动，进行各种功能锻炼，并配合针灸、理疗、按摩等。偏瘫严重者，防止患肢受压而发生变形。语言不利者，应加强语言训练。长期卧床者，注意保护局部皮肤，防止发生褥疮。

第二节　针灸疗法

一、概述

针灸是在中医理论指导下，运用针刺或艾灸的方法作用于人体经络、腧穴以达到调节脏腑机能，治疗疾病的目的。针法和灸法是两种不同的治疗方法。针法是指在中医理论的指导下将针具（通常指毫针）按照一定的角度刺入患者体内，运用提插与捻转等针刺手法对人体特定部位进行刺激，从而达到治疗疾病的目的。灸法是采用艾条、艾柱点燃后熏灼穴位，借灸火的温热力以及药物的作用来预防和治疗疾病。由于二者都是通过调整经络脏腑气血的功能而达到治病的目的，故常配合使用，合称针灸。针灸是中医学特有的自然疗法，是以经络、腧穴为基础，常用于临床各类疾病的治疗，安全、无毒副作用且疗效显著。

随着现代生活节奏的加快，生活压力也随之增加，再加上不健康的饮食、运动及作息习惯，使得中风病的发病率逐年升高，而中风病已成为我国国民的第一大死亡原因，比欧美国家高 4 ～ 5 倍，且其发病率逐年上升。我国古代已广泛应用针灸治疗中风病。大量临床实践及文献资料显示，针灸治疗中风病疗效较好，尤其治疗中风后遗症具有独特之处。近十几年来，随着现代医学对中风病病理生理研究的进一步深入，科学家们发现，中风后缺血半暗带内的脑组织损伤具有可逆性，故在治疗和恢复神经系统功能上，半暗带具有重要作用，但这些措施必须在一个限定的时间内完成，即治疗时间窗（发病后的 6 ～ 8 小时）。由此，针灸工作者已开始注意到针灸早期介入临床治疗的重要性。临床研究表明，针刺越早介入，症状好转越快，功能缺损也越少。随着针刺治疗中风病临床经验的积累，目前针灸治疗该类疾病的方法灵活多样。针灸治疗中风病，通过针灸刺激经络、疏通血脉，可以有效调节脏腑、经络的阴阳平衡以醒脑开窍，改善口眼歪斜、肢体偏瘫、言语不利，促进偏瘫肢体感觉、运动功能恢复。这是中医治疗中风病的重要手段，也是常用的方法。

二、常规的针灸方法

凡中风病的发病、进展均为动态过程，临床上可划分为四个不同的病期，根据病期主要的病理、生理状态及主要临床表现的不同，中风病的治疗必然各有侧重，应当以分期论治为主，采取个体化治疗措施。无论是在中风病的预防，中风病的急性期、恢复期，还是后遗症期，针灸疗法都有其特定的、规律性的组方配穴，及其各家的经验配方。临床上许多颇具特色的针灸疗法，如毫针刺法、头皮针疗法、舌针疗法、醒脑开窍针刺法、蜂针疗法、经络放血疗法、穴位埋线疗法、穴位注射疗法、艾灸疗法等。不同的针灸疗法在中风病的治疗中，既可单独应用，又可配合应用，对于提高本病的临床疗效确有明显效果。

（一）中风先兆

中风先兆，顾名思义是中风病的先兆之症，相当于现代医学的短暂性脑缺血发作（tiansient ischemic attack，TIA）。《素问病机气宜保命集》云：“中风者，俱有先兆之症……凡人如觉大拇指或次指麻木不仁，或手足不用，或肌肉蠕动者，三年内必有大风之至。”又如《医学衷中参西录》云：“不知凡症之来，皆预有联兆，至脑充血……”

主症：眩晕，半身或同侧手、足麻木无力。

治法：调神通络，益气活血。

主穴：上星、百会、印堂、肩髃、曲池、足三里、阳陵泉、气海（灸）、关元（灸）。

配穴：眩晕为主者，配头维、率谷、风池；夜寐不安者，配四神聪、神门、内关；烦躁易怒者，配太冲、期门。

方义：上星、百会、印堂乃督脉之腧穴，督脉入络脑，三穴合用，具有醒脑调神之效；肩髃、曲池、足三里乃手足阳明之腧穴，阳陵泉为足少阳胆经之合穴，又为筋会，四穴合用，共奏疏经活络之功。头维、率谷、风池乃泻少阳、阳明之热邪，以清眩明目；四神聪、神门、内关宁心安神；太冲、期门平肝降逆。《景岳全书》言："非风麻木不仁等证，因其气血不至……盖气虚则麻，血虚则木。"气海、关元，灸可补虚。

操作：上星，平刺，捻转泻法；百会斜刺、印堂平刺，捻转补法；从肩髃向肘的方向沿肱骨长轴刺入，提插泻法，以麻胀感到达肘关节为度；曲池，提插泻法，以麻胀感到达食指为度；足三里，提插补法，以麻胀感到达足部为度；阳陵泉，提插泻法，以麻胀感到达足外踝为度；风池，捻转补法；头维、率谷，捻转泻法；四神聪、神门、内关，捻转补法；太冲，提插泻法；期门，捻转泻法。气海、关元，采用直接灸或悬起灸。

（二）中风急性期

中风两周之内，属于中风急性期，患者发病较急，病情较重。根据其临床表现不同又分为中经络与中脏腑：

1. 中经络

中经络一般无神志改变，表现为不经昏仆而突然发生口眼歪斜、言语不利、半身不遂等症，病位较浅，病情较轻。

主症：半身不遂，舌强，言语謇涩，口角歪斜而无意识障碍。

治法：醒脑开窍，疏经通络。取督脉、手厥阴、少阴经经穴为主。

主穴：水沟、内关、极泉、尺泽、委中、三阴交。

配穴：风痰阻络证配丰隆、合谷；风阳上扰证配太冲、太溪；痰热腑实证配内庭、风隆；气虚血瘀证配气海、血海；阴虚风动证配太溪、风池；上肢不遂配肩髃、曲池、手三里、合谷；手指不伸配腕骨；下肢不遂配环跳、风市、足三里、阳陵泉、阴陵泉、太冲；病侧肢体拘急者，肘部配曲泽，腕部配大陵；足内翻配丘墟透照海；口角歪斜配颊车、地仓、合谷、太冲；言语謇涩配廉泉、通里、哑门；头晕配风池、天柱；复视配风池、睛明；便秘配天枢、支沟；尿失禁、尿潴留配中极、关元。

方义：中风病位在脑，督脉入络脑，水沟为督脉要穴，可醒脑开窍、调神导气；心主血脉且藏神，内关乃心包经之络穴，可调理心气、疏通气血；极泉、尺泽、委中，可疏通肢体经络；三阴交为肝脾肾三阴经交会穴，可滋补肝肾。丰隆是胃经的络穴，别走足太阴脾，有化湿降逆、祛痰之功效。太冲为足厥阴肝经的输穴，亦是肝经之原穴，具有疏肝理气、活血降逆、潜阳之功。内庭为足阳明胃经之荥穴，“荥主身热”，针刺该穴可清泻火热、醒脑开窍。气海为人身气之海，肓之原，既可补肾，又可健脾，使元气充溢。血海为脾经之穴，专有调和气血、活血的功效。太溪为肾经的输穴，也是本经的原穴，具有补肾益阴、通利三焦之功效。风池为足少阳胆经在头部之要穴，系手少阳三焦经、足少阳胆经与阳维脉之会穴，具有疏风醒脑、调气和血之功效。

操作：水沟，针刺采用雀啄法，以眼球湿润为度；内关，用捻转泻法；极泉，在原穴位置下 1 寸心经上取穴，避开腋毛，直刺泻法，以上肢有麻胀感和抽动为度；尺泽、委中直刺，提插泻法，使肢体抽动；三阴交，用提插补法，可加用电针。

2. 中脏腑

中脏腑则出现突然昏仆，不省人事，半身不遂，口舌歪斜，舌强言謇或不语，偏身麻木，神识恍惚或迷蒙等症。常遗留后遗症，病位较深，病情较重。

（1）中风闭证

主症：突然昏仆，牙关紧闭，两手握固，二便闭塞。

治法：调和气血，平肝息风。

选穴：百会、四神聪，或十二井穴、人中、合谷、太冲。

方义：百会、四神聪合用，共奏清热启闭开窍、平肝息风之功效。十二井穴为十二经脉井穴的总称，位于四肢末端，是各经气所出的部位，好比泉水之初出。人中又名水沟，属督脉之腧穴，为督脉与手、足阳明经之会穴，该穴可通督调神。合谷、太冲分别为手阳明大肠经、足厥阴肝经之原穴，合谷主气，太冲主血，合用称为开“四关”，使得气血得以升降，相互为用，共奏调气和血、平肝息风之功效。

操作：百会、四神聪及手足十二井穴点刺放血，可采用三棱针点刺，待血流尽自止，然后针刺人中、合谷、太冲。若神志转清，则减除百会、四神聪、手足十二井点刺放血，并继续常规针刺人中、合谷、太冲，采用泻法。

（2）中风脱证

主症：突然昏仆，目合口开，手撒肢冷，汗出甚多，二便自遗。

治法：益气回阳，醒脑开窍。

选穴：百会、神阙（重灸）、关元（重灸）、素髎、内关、足三里。

方义：脑为元神之府，督脉入络脑，水沟为督脉穴，可醒脑开窍，调神导气；百会位于头顶，属督脉，内络于脑，醒脑开窍作用明显。神阙位于脐正中，灸该穴可温阳救逆、开窍醒神。关元为小肠经之募穴，又为足三阴经与任脉之会穴，是补益元气、培肾固本、回阳固脱之要穴。神阙、关元二穴合用，并配以灸法，对于中风脱证的治疗，回阳救逆之急救效佳。心主血脉，内关乃心包经之络穴，可调理心气，促进气血运行。配伍足三里疏通阳明经气，补益气血。素髎为督脉之腧穴，回阳救逆。以上诸穴相配，共奏益气回阳、醒脑开窍之功效。

操作：百会，闭证用毫针刺，泻法。神阙、关元，二穴采用大艾炷重灸，待神志转清、汗出减少、肢体转温时，再针刺素髎、内关、足三里。素髎，向上斜刺，内关直刺，二穴采用泻法；内关，用捻转泻法；足三里，采用提插补法。

（三）中风恢复期

中风恢复期，一般在中风2周至6个月，患者病情基本稳定，根据患者阴阳经气的不平衡，经筋的挛急状态，治以平衡阴阳。

主症：半身不遂、口眼歪斜、言语謇涩。

治法：滋补肝肾，扶正祛邪，疏通经络，调和阴阳。

选穴：上星、百会、印堂、极泉、尺泽、大钟、太冲、肩三针（肩前、肩髃、肩贞）、曲池、手三里、合谷、足三里、梁丘、丰隆、太溪、照海、复溜、三阴交。

配穴：吞咽困难者，可加翳风，或采用咽后壁点刺等；尿失禁或尿潴留者，可加针中极、曲骨、关元等，局部施灸；肩－手综合征，可加针肩髃、肩髎、肩内陵、肩贞、肩中俞、肩外俞，痛点刺络拔罐；言语障碍者，可加针风池、翳风、廉泉、哑门、金津、玉液、通里等。

方义：治疗宜选头部上星、百会、印堂通督调神；挛急选极泉、尺泽、大钟、太冲，施以泻法为主，采用养阴通督或补缓泻急针法；肢体废痿者，以手足阳经经穴为主，可选取肩三针、曲池、手三里、合谷、足三里、梁丘、丰隆及手部选穴。因患者肝肾阴虚，故应选太溪、照海、复溜、三阴交。对于中风病的其他兼症，可在中风病的整体病机指导下，采取对症治疗。例如口角歪斜，配承泣、颊车、地仓、合谷；言语謇涩，配廉泉、通里、哑门等。

操作：毫针刺，上星、百会、印堂捻转补泻，采用平补平泻，或以电针刺激；肢体腧穴除太溪穴外，其余阴经腧穴多以提插或捻转泻法，阳经穴位多以提插或捻转补法。

（四）中风后遗症期

中风6个月以后，属中风后遗症期。在这一时期，患者经过中风急性期和恢复期的邪正斗争，正气已虚，神气损伤，故治疗应养神、安神。此时，患者阴阳俱损，正虚邪恋，故应平补阴阳、扶正祛邪、养神安神。

主症：半身不遂、口眼歪斜、言语謇涩。

治法：平补阴阳，扶正祛邪，养神安神。

选穴：上星、印堂、四神聪，双侧风池、完骨、天柱、合谷、列缺、手三里、血海、足三里、丰隆、太冲、绝骨、太溪。

方义：可以局部选穴，主要选取双侧风池、完骨、天柱，施以补法，用以养血健脑。头颈部可取上星、印堂、四神聪，上肢取双侧合谷、列缺、手三里，下肢取双侧血海、足三里、丰隆、太冲、绝骨、太溪。治以升清降浊：升清可通过补肾健脾，养血健脑，使清气得升；降浊可通过平肝息风，祛痰化浊，使浊阴得降，脑神得以充养，清窍得以空灵。

操作：毫针刺，多以补法为主。《灵枢·官针》："巨刺者，左取右，右取左。"即借健侧之正气行患侧之经气，采取左病取右，右病取左，左右交叉取穴的施治方法。上星、印堂、四神聪、风池、完骨、天柱捻转补泻，采用平补平泻，或以电针刺激；肢体腧穴足三里、太溪采用提插或捻转补法，余穴健侧采用补法、患侧采用泻法。

三、其他特色针灸疗法

（一）醒脑开窍针刺法

石学敏院士于1972年立足于"治神"的学术思想，创立"醒脑开窍"针刺法。目前应用较为广泛，提出了以"醒脑开窍、滋补肝肾"为主，"疏通经络"为辅的中风病治疗大法，创立了以"阴经和督脉穴"为主，强调针刺手法量学规范，取穴注重调神、醒神，有别于传统取穴的具体治疗配方和操作手法，并把这一治疗中风病的针法体系命名为"醒脑开窍"针刺法。

主穴：内关、水沟（人中）、三阴交。

配穴：极泉、尺泽、委中。

方义：脑为元神之府，取可改善大脑生理功能的阴经腧穴，以内关、水沟（人中）、三阴交为主穴，辅以极泉、尺泽、委中。水沟（人中）为督脉、手足阳明经之会，督脉起于胞中，上行入脑，可开窍启闭以醒脑、醒神；内关为八脉交会穴之一，通于阴维，属厥阴心包经之络穴，有养心宁神、疏通气血之功；三阴交为足太阴、足厥阴、足少阴三经之会，有益肾生髓之效。肾藏精，精生髓，脑为髓海，髓海有余可促进脑的生理功能的恢复，三穴相配可促进脑组织的代谢和修复，改善大脑的生理功能，起到“醒神开窍”的作用。配用极泉、尺泽、委中以疏通经络。

操作：毫针针刺，针刺手法以“泻”法为主。先刺双侧内关，直刺，采用提插捻转泻法；继刺水沟，以雀啄手法，至流泪或眼球周围充满泪水为度；三阴交，沿胫骨后缘进针，针尖向后斜方刺，采用提插补法，以患侧下肢抽动为度；极泉（在原穴位置下 1 寸心经上取穴，避开腋毛）、尺泽，直刺泻法，二穴以上肢有麻胀感和抽动为度；委中仰卧位抬腿取穴，直刺，采用提插泻法，以患侧下肢抽动为度。

（二）调任通督针刺法

调任通督针刺法是深圳市中医院针灸科以“脑为元神之府”立论，调理阴阳为法，针刺任督二脉为主方，用于治疗中风病的一种有效针刺方法。

主穴：百会、神庭、印堂、气海、关元。

配穴：取患侧内关、太溪、曲池、外关、合谷、三阴交、足三里、太冲。

辨证选穴：均为双侧取穴。虚证：肾精亏虚，加复溜，可加灸；心脾两虚，加太白、血海，可加灸。实证：痰浊蒙窍，加丰隆、风池；瘀血阻络，加血海、膈俞。

方义：百会为足太阳、手足少阳、足厥阴四经与督脉之会，能补神益智，疏通脑络，协调百脉；神庭是督脉、阳明经、足太阳经交汇的穴位，可调节神志，《针灸大成》中记载“神庭主惊悸不得安寐”；印堂为督脉与足太阳膀胱经相交，素有安神定志之效，取为要穴；关元为足三阴与任脉之会，针刺有培补元气之效，调理全身阴经，以养为主；气海为任脉气血汇聚之处，针刺补气固本，正如《针灸资生经》云：“气海者，盖人之元气所生也。”针刺上述督脉穴位，以通调经络、行气导滞为主旨，使气血行而不滞，脑络畅通；针刺任脉穴位以调养固本、益气培元为主旨，使气血平和，以发挥最大的通调脑之经络气血作用，达阴阳平和之效；再配以四肢穴位，疏通全身经络，以使阴阳于四肢循环往复，恢复肢体功能。

操作：毫针针刺。

主穴针刺方法：百会、神庭，快速刺入帽状腱膜下的疏松结缔组织内，予高频率大幅度捻转泻法，加用电针；关元，直刺，用提插捻转补法；气海，向下斜刺，用提插捻转补法；印堂，提捏进针，平补平泻。余穴按穴位针刺常规操作，使患者产生酸、麻、胀、重感。

配穴针刺方法：内关，予高频率大幅度捻转泻法，太溪，予低频率小幅度捻转补法，余穴平补平泻。

辨证取穴针刺方法：实证，予高频率大幅度捻转泻法，虚证，予低频率小幅度捻转补法。

（三）养阴通督针刺法

养阴通督针刺法是指通过调养阴经，通调督脉，潜阳息风，调节肾之精气，填髓健脑，使脑髓充则元神复的一种针刺治疗方法。督脉为阳经之海，起于下极之腧，沿脊内上行进入脑内属脑，又有支脉络肾属心。脑卒中时，阴精亏虚，虚阳亢盛，脑所属之督脉经气闭阻。治疗时，通调督脉经气就显得极为重要。

主穴：百会、大椎、极泉、少海、尺泽、内关、三阴交、太溪、颈夹脊（C_{2-7}）、腰夹脊（L_2–S_1）

配穴：头皮运动区吞咽困难、言语謇涩、流涎，加翳风、廉泉、哑门；记忆力障碍，加四神聪；手指屈曲拘挛，加内关、合谷、后溪；足背下垂，加丘墟；足内翻，加太冲、三阴交、太溪。

方义：夹脊穴位邻近脊柱旁，督脉与足太阳、阳明、少阴、太阴经均交会于此，针刺夹脊穴可使脑供血量增加，血液充盈时间缩短，血管阻力降低，通畅程度增强。取尺泽、内关、太溪、三阴交、肾俞补肾养心，宁心通脉；取百会、大椎、颈腰夹脊通调督脉经气，疏经通络。诸穴合用，共奏养阴填精、通督健脑、疏经活血之功，使肾精足，髓海充，肝风息，脉气通，脑与肢体有所养，以利于患肢康复。

操作：毫针针刺。百会，快速刺入帽状腱膜下的疏松结缔组织内；大椎，向上斜刺，应注意避免刺伤脊髓；极泉（在原穴位置下 1 寸的心经上取穴，避开腋毛）、尺泽、内关，直刺，少海向桡侧直刺，以上肢有麻胀感和抽动为度；三阴交、太溪，直刺；颈夹脊（C_{2-7}）、腰夹脊（L_2–S_1）向脊柱方向斜刺。尺泽、内关、三阴交、太溪，行补法，余穴施平补平泻手法。

（四）通关利窍针刺法

通关利窍针刺法是在醒脑开窍针法的基础上，配用通关利窍的穴位，且在针刺方向、深度及手法等方面进行了科学规范所形成的一种针刺方法。

主穴：百会、水沟、风池、曲鬓、完骨、太冲、合谷、极泉、尺泽、委中。

方义：通关利窍针法以针刺四关穴、头穴为主。所取百会为督脉和足太阳、手足少阳、足厥阴经的交会穴，有升阳开窍、镇惊息风之功。水沟系督脉与手足阳明经会穴，具有开窍宁神、回阳救逆之功。风池为手足少阳经与阳维脉之会穴，是临床最常用的治疗风证要穴，有通经活络、开窍益聪的作用。曲鬓为足少阳胆经和足太阳膀胱经会穴，具有清热散风、通关开窍作用；与完骨合用，可养脑髓、通脑窍、利机关。合谷、太冲合称四关穴，分别为手阳明、足厥阴之原穴，是调整人体气化功能的要穴。合谷属阳，主气，清轻升散；太冲属阴，主血，重浊下行。二穴合用，一阴一阳，一气一血，一升一降，相互依赖，相互促进，升降协调，阴阳顺接。配用极泉、尺泽、委中以疏通经络。

操作：毫针针刺。百会，快速刺入帽状腱膜下的疏松结缔组织内，予高频率小幅度捻转泻法。继刺水沟，以雀啄手法，至流泪或眼球周围充满泪水为度；风池，向鼻尖方向速刺进针，行平补平泻手法；曲鬓，速刺进针，向率谷方向平刺，行快速捻转法；完骨，直刺，行平补平泻手法；合谷，直刺，速刺进针，捻转得气，行平补平泻手法；太冲，直刺，速刺进针，捻转得气，行平补平泻手法；极泉（在原穴位置下一寸心经上取穴，避开腋毛）、尺泽，直刺泻法，二穴以上肢有麻胀感和抽动为度；委中仰卧位抬腿取穴，直刺，采用提插泻法，以患侧下肢抽动为度。

（五）补缓泻急针刺法

补缓泻急针刺法是一种通过补阳泻阴，通调阴阳跷脉气机，泻实补虚，泻阴补阳，平调阴阳跷脉，使阴阳跷脉气机运行复常、中风后痉挛偏瘫得以改善的针刺治疗方法。

选穴：肩内陵、侠白、尺泽、曲泽、小海、内关、大陵、地机、三阴交、太溪、照海；臑俞、臂臑、曲池、手三里、外关、阳池、足三里、解溪、丘墟、申脉。

方义：中风后肢体痉挛状态表现为肢体一侧弛缓，一侧拘急，当属阴急阳缓。拘急痉挛属实，弛缓属虚。治疗宜补虚泻实，采用提插补泻，得气后重提轻插，采用强刺激手法，重补重泻，使局部痉挛状态松解。患者上肢的手指及腕关节屈曲、肘关节屈曲并旋前、肩关节内收、膝关节痉挛性伸直、足内翻下垂、脚趾屈曲，均属阴急阳缓，治疗宜补阳泻阴，故分别选取阴阳经重要穴位进行治疗，充分发挥跷脉（照海通阴跷，申脉通阳跷）的枢纽作用，补阳泻阴，平衡肌张力。

操作：毫针针刺。肩内陵、侠白、尺泽、曲泽、小海、内关、大陵、地机、三阴交、太溪、照海，进针得气后，采用提插泻法；臑俞、臂臑、曲池、手三里、外关、阳池、足三里、解溪、丘墟、申脉，进针得气后，采用提插补法。肩内陵、尺泽、内关、大陵、地机、三阴交，加用电针连续波刺激。

（六）大接经法

大接经法是按经脉流注次序，取井穴针刺，专治中风偏枯的一种特殊取穴方法。针刺十二经脉井穴，首尾相接，从阳引阴，从阴引阳。“大”指大周天，“接经”指接通经脉，使大周天的经脉全部接通。其方法是针刺十二井穴，以沟通十二经脉的气血，改善全身气血运行，振奋周身气机，使大经脉的阴阳气血得以正常交接，从根本上解除中风病人脑内的致病原因。可见，大接经法治疗中风病有一定的效果。

选穴：十二井穴。

方义：井穴是五输穴之一，分布在指、趾末端。古人把人体经气在经脉中的运行比作自然界的水流，认为具有由小到大、由浅入深的特点。“井”，意为谷井，喻山谷之泉，是水之源头，在人体上则为经气初出之处。《灵枢・顺气一日分四时》曰：“藏主冬，冬刺井”“病在脏者，取之井”，指出井穴能治疗深及脏腑的疾病。有学者提出，井穴具有以下三方面作用：①清热作用；②醒脑、开窍、苏厥、安神作用；③井穴的循经治疗作用。十二经井穴，是十二经脉气血交接的部位，首尾相接，气血循环，周而复始，协调平衡阴阳，是疏通十二经脉气血阴阳的枢纽。

操作：毫针针刺，直刺 0.1 ～ 0.2 寸，行捻转手法约 10 秒后出针。按男左女右法取穴，例如针刺男性患者的至阴穴是从左边至阴穴开始，再到右侧至阴穴，依次为左涌泉穴、右涌泉穴，如此类推。大接经法依证不同有“从阳引阴”和“从阴引阳”二法。证偏热证，按“从阳引阴”法；证偏寒或热证不明显者，按“从阴引阳”法取穴。

（1）“从阳引阴”法是从足太阳经井穴至阴开始，依次按十二经流注顺序针刺。即：足太阳至阴→足少阴涌泉→手厥阴中冲→手少阳关冲→足少阳足窍阴→足厥阴大敦→手太阴少商→手阳明商阳→足阳明厉兑→足太阴隐白→手少阴少冲→手太阳少泽。

（2）“从阴引阳”法是从手太阴井穴少商开始，依次按十二经流注顺序针刺。即：手太阴少商→手阳明商阳→足阳明厉兑→足太阴隐白→手少阴少冲→手太阳少泽→足太阳至阴→足少阴涌泉→手厥阴中冲→手少阳关冲→足少阳足窍阴→足厥阴大敦。

（七）子午流注针刺法

子午流注针刺法是一种注重时机条件，运用特定的五输穴开穴治疗的古典针法。它源于《内经》，基于“天人合一”的整体观点，认为人身气血是按一定的循行次序，有规律地如潮涨落，出现周期性的盛衰变化。根据子午流注的理论，遵循经络气血流注盛衰与穴位开阖的规律，配合阴阳、五行、天干、地支等来逐日按时开穴的治疗方法，称为子午流注针刺法。根据管遵惠主任医师制定的《子午流注逐日对时开穴和互用取穴法表》，中风病人按日择时开穴，快速进针，得气后采用泻患侧，补健侧，留针 30 分钟。配穴举例如下（表 3-1）。

表 3-1　子午流注针刺法的时辰开穴和配穴表

时辰	开穴	配穴
甲日巳时	商丘	尺泽、丰隆
乙日辰时	阳溪、商阳	伏兔、足三里
丙日巳时	阴谷、然谷	通里
丁日辰时	阳陵泉、侠溪	环跳、支沟
戊日巳时	大陵	太冲、百会
己日辰时	支沟	八邪、绝骨
庚日辰时	商阳、阳溪	足三里、陷谷
辛日未时	太冲、太渊	郄门、劳宫
壬日辰时	侠溪、阳陵泉	风池、人中
癸日辰时	中渚、阳池	肩髃、光明

（八）头皮针疗法

《灵枢·邪气脏腑病形》云："十二经脉三百六十五络，其气皆上于面而走空窍。"脑居头部，为元神之府，是髓海。头气有街，止之于脑。通过针刺头部经络腧穴，疏通头部经气，可直接治疗脑功能失调。十二经脉的脉气均上行于头部，通过经脉、经别以及阴经与阳经的表里关系，使头部发际区与十二经脉之间发生直接或间接的联系。头皮针疗法就是通过头部经络与全身脏腑经络的联系而起到治疗作用的，对脑病有较其他针刺疗法更为显著的效果。头皮针刺激部位，往往不是一个点，而是一个区域或一条线。针刺治疗的取穴方法，常以局部取穴、循经取穴居多。现代研究表明，中风病的现代医学发病机制，多与急性脑出血、脑缺血、脑梗死密切相关，可谓"病位在头""头为诸阳之会"。

国际卫生组织（西太平洋地区）为统一头针穴位，于 1984 年通过了由中国针灸学会拟定的《头皮针穴位名标准化方案》。1989 年 10 月，在日内瓦举行的国际标准化针灸穴名科学组会议上，该方案又获正式通过。其根据"分区定经、经上选穴"的原则而制订，基本保持了头针穴线与头部经络腧穴的一致性。

中风病常表现为意识障碍、大小便失禁、偏身肢体感觉障碍、偏身肢体运动障碍、失语或言语謇涩、口眼歪斜、吞咽障碍、眩晕、头痛等症，根据患者症状的不同，常配合头皮针治疗。额中线、顶中线、顶颞前斜线、顶颞后斜线、顶旁1线、顶旁2线、颞前线等对应治疗上述症状。其中，最常使用的为顶颞前斜线和顶颞后斜线，俗称“运动区”和“感觉区”。顶旁1线、顶旁2线，主治偏身肢体运动、感觉障碍，如单侧发病，针刺则取患肢对侧头部。

常用穴线：额中线、顶中线、顶颞前斜线、顶颞后斜线、顶旁1线、顶旁2线、颞前线。

定位及主治：

（1）MS1 额中线：在额部正中，属督脉，自神庭穴向前，透过前发际，沿皮刺1寸。主治神志病和头面病。

（2）MS5 顶中线：在头顶部正中，属督脉，自前顶穴至百会穴。主治腰腿足病，如瘫痪、麻木、疼痛及眩晕、头痛、昏厥、癫狂、痫证、中风性失语等。

（3）MS6 顶颞前斜线（运动区）：在头顶部、头侧部，从顶中线的前神聪穴沿皮刺向颞部的悬厘穴。此线贯穿督脉、足太阳膀胱经、足少阳胆经、足阳明胃经、手少阳三焦经，由上至下，分别主治下肢、上肢和面部瘫痪。由上点向下，将全线五等分。其中上1/5段，治疗对侧下肢瘫痪；中2/5段，治疗对侧上肢瘫痪；下2/5段又称为言语一区，治疗对侧面神经瘫痪、运动性失语、流口水、发音障碍等。

（4）MS7 顶颞后斜线（感觉区）：在头顶部、头侧部，顶颞前斜线平行后移1寸，从顶中线的百会穴，沿皮刺向颞部的曲鬓穴。此线贯穿督脉、足太阳膀胱经、足少阳胆经、足阳明胃经、手少阳三焦经，由上至下，分别主治下肢、上肢及头面感觉异常。由上点向下，将全线五等分。其中上1/5段，治疗对侧腰腿痛、麻木、感觉异常及后头痛、颈项痛及耳鸣；中2/5段，治疗对侧上肢疼痛、麻木、感觉异常；下2/5段又称为言语一区，治疗对侧面部疼痛、麻木等。

（5）MS8 顶旁1线：在头顶部，顶中线旁开1.5寸，自通天穴沿皮向后引一直线，长1.5寸，属足太阳膀胱经。主治腰、腿、足瘫痪及麻木、疼痛等。

（6）MS9 顶旁2线：在顶旁1线外侧，距顶中线2.25寸，自正营穴沿皮向后引一直线，长1.5寸，属足少阳胆经。主治肩、臂、手瘫痪及麻木、疼痛等。

（7）MS10 颞前线：在颞部两鬓内，自颔厌穴至悬厘穴，属足少阳胆经、手少阳三焦经。主治头面部病症，如瘫痪、麻木、疼痛、失语、牙病等。

操作：毫针针刺。沿穴线方向平刺，进针后快速捻针以增强刺激，捻针频率为200～250次/分，持续2～3分钟。间隔5～10分钟后重复操作，可重复2～3次。临床常采用电针或长时间留针的方法以加强刺激，配合体针针刺以治疗中风病。其中顶颞前斜线、顶颞后斜线穴线较常用，可采用长针沿穴线方向平刺，亦可采用普通毫针由上点向下接力刺。

注意：饥饿、疲劳、紧张时，不宜针刺；有自发性出血或损伤后出血不止者，不宜针刺；因头皮处血管丰富，易于出血，起针时应注意按压针孔以防出血。

（九）舌针疗法

舌针疗法是针刺舌体穴位，以治疗疾病的一种特殊针法，是继耳针、眼针之后的又一个新的针刺方法。它体现了中医学的整体观念和辨证论治的原则，是治疗中风病的又一个突破。

舌针源于《内经》，历代医家对舌针亦有所发展，如《针灸大全》记载了金津、玉液等舌穴，但一直未形成体系。我国针灸泰斗、中国中医科学院原副院长、世界针灸学会联合会终身名誉主席王雪苔教授曾评价道："最先提出舌针疗法的是著名中医专家管正斋先生。"1936 年，管正斋先生在中国针灸学研究社创办的《针灸杂志》上首次发表了"舌针刺法"的学术论文。20 世纪 50 年代，他根据《内经》中舌与脏腑经络关系的理论，结合祖传针法和自己数十年的临床经验，创立了"管氏舌针"。

舌是人体的重要器官，是脏腑之缩影。舌与脏腑紧密相联，主要通过经络和经筋的循行联系起来的。例如手少阴心经之另系舌本；足太阴脾经连舌本，散舌下；足少阴肾经夹舌本；足厥阴肝经络舌本；足太阳膀胱之筋支者别入舌本；足少阳胆之筋系舌本，上焦出于胃上口，下至舌下足阳明等均可以使脏腑之精气上荣于舌。所以说，舌为心之苗，脾之外候，而舌苔则为胃气之熏蒸。舌不仅反映人体脏腑的功能状态，而且还代表了全身气血津液的盛衰，而五脏六腑之精又都归藏于肾，肾为先天之本，其经脉系于舌。因此，五脏六腑之精气通过脾和肾与舌相联系，肾主骨生髓，脑为髓海。通过针刺舌体上穴位，不仅可刺激到与舌有联系的经络，起到疏通经气、活血通络、醒脑益智、开窍启语之功效，而且还使舌体得到气血濡养，以增强舌的功能活动，有助于中风病患者语言功能的恢复。

中风病的临床表现，除不同程度的半身不遂以外，常伴失语或言语謇涩，部分患者还伴有吞咽障碍。临床上，舌针与体针配合运用，可治疗中风性失语、吞咽障碍、中风抑郁症等，取得了较好的临床疗效。现代研究表明，舌针治疗能降低血液的黏稠度，防止血栓形成，改善血流动力学；同时还可改善微循环，从而增加脑供血，增强脑代谢，有助于脑组织的修复。

常用穴位：

（1）管氏舌针常用腧穴：心穴、脾穴、肝穴、肾穴、聚泉、上肢穴、下肢穴、三焦穴、金津、玉液、中矩。

（2）靳瑞“舌三针”：廉泉穴及其左右各旁开 0.8 寸穴。

定位：

（1）心穴：位于舌尖部。

（2）脾穴：位于胃穴（舌面中央，心穴后 1 寸处）旁开 4 分处。

（3）肝穴：位于胃穴后 5 分，旁开 8 分处。

（4）肾穴：位于小肠穴（胃穴后 3 分处）后 3 分（即膀胱穴）旁开 4 分处。

（5）聚泉：位于舌面中央，胃穴前 2 分处。

（6）上肢穴：位于肺穴（位于心穴两旁约 3 分处）与胆穴（位于胃穴旁开 8 分处）之间，舌边缘。

（7）下肢穴：阴穴（舌根部）旁开 1 寸处，近舌边缘处。

（8）三焦穴：从聚泉穴引一横线，舌尖部分统称上焦穴。通过小肠穴引第二横线，第一、二横线之间为中焦穴。通过大肠穴（位于小肠穴后 5 分处）引第三条横线，小肠穴与大肠穴横线之间为下焦穴。

（9）金津、玉液：舌尖向上翻卷，上下门齿夹住舌，使舌固定，位于舌下系带两侧静脉上，其中左侧名金津，右侧名玉液。

（10）中矩：舌上举，舌底与齿龈交界处。

（11）廉泉：位于颈前区，喉结上方，舌骨上缘凹陷中，前正中线上。正坐，微仰头取穴。

操作：管氏舌针及新增舌穴采用毫针针刺，选用 0.25mm×40mm 或 0.25mm×50mm 的毫针，快速进针后捻针，不留针；靳瑞“舌三针”，采用毫针针刺，选用 0.25mm×25mm 或 0.30mm×25mm 的毫针，向舌根针刺 0.5 ～ 0.8 寸，针刺后留针。

（十）腹针疗法

腹部作为一个全息系统，其每个特定区域和穴位都包含着机体的生命信息，都是构成整体的全息单位。在结构上是整体的成比例缩小，同时也存在着“全息反馈”现象。经言“有诸内，必形诸外”，人体整体的信息也对腹部发生影响，产生调节和控制作用；同样，可以通过调整腹部来对整体产生影响和调控。背为阳，腹为阴，在腹背循行的经脉中，有任脉、足少阴肾经、足阳明胃经、足太阴脾经、足厥阴肝经从腹部经过，足少阳胆经循行于腹侧。出于腹部的经脉不仅有阴中之阴的任脉，而且还有足阳明胃经和足少阳胆经两条阳经，因此腹部的穴位可以调节阴阳。十二经脉的经别亦到达体腔，与各自相关的脏腑联系。此外，还有带脉束腰一周，与背部的督脉、膀胱经相连，冲脉、阴跷脉、阴维脉亦行小腹或腹前。

众多经络将腹部与全身紧密联系起来，这是腹针发挥治疗作用的主要物质基础。很多疾病的发生，包括中风病，都与脏腑、经络失衡相关，而以脐为中心的腹针穴位距离脏腑最近，在调节脏腑功能上优势明显，可有效纠正脏腑的偏盛偏衰，鼓舞经气运行，调节人体各个方面的失调。对中风病患者来说，气血不足、肝肾亏虚为本，经络不通、肢体不用为标。“正气存内，邪不可干”，运用腹针，可达到标本兼治的效果。

主穴：引气归元（D）、腹四关（M/S）、调脾气（M），上风湿点（S，患侧）、上风湿外点（S，患侧）、下风湿点（S，患侧）、下风湿下点（S，患侧）

配穴：头痛、头晕，取阴都（S，患侧）、商曲（S，健侧）；下肢无力，取大巨（M，患侧）、气旁（M，健侧）；病程较久，取气穴（D，双侧）。

注：D（deep）表示深刺；M（middle）表示中刺；S（shallow）表示浅刺。

主穴定位：

（1）引气归元：中脘、下脘、气海、关元。

（2）腹四关：双侧滑肉门、外陵。

（3）调脾气：双侧大横。

（4）上风湿点：滑肉门外 5 分、上 5 分；浅刺，可治疗肘关节相关部位的疾病。

（5）上风湿外点：滑肉门外 1 寸；中刺调节上肢经络，浅刺可治疗腕关节相关部位的疾病。

（6）下风湿点：外陵穴下 5 分、外 5 分；浅刺，可治疗膝关节相关部位的疾病。

（7）下风湿下点：外陵穴下 1 寸、外 1 寸；中刺，可调节下肢经络；浅刺，可治疗踝关节相关部位的疾病。

方义：以引气归元、腹四关、调脾气为基础，中、深刺具有固本培元、补养后天、通调血气、疏理经气的作用。其中，中脘于腹部全息中对应头、面部，浅刺可治疗头、面部疾患；滑肉门、外陵分别对应肩、髋关节，浅刺可改善局部感觉、运动感觉功能异常。若脐水平面以上或以下功能障碍较重的患者，滑肉门或外陵当中刺。浅刺患侧上风湿点、上风湿外点、下风湿点、下风湿下点以治疗对应肢体运动、感觉功能障碍，以达滑利关节，治疗躯干、四肢疾患的目的。

操作：毫针针刺。选用 0.18 ～ 0.22mm×40 ～ 50mm 的毫针，针刺引气归元、腹四关、调脾气等穴，多用于调节脏腑、经气，宜中、深刺。其余穴位多用于治疗肢体感觉、运动障碍，宜浅刺。

（十一）耳针疗法

耳针是指使用短毫针针刺或其他方法刺激耳穴，以诊治疾病的一种方法。其应用广泛，具有能防能治、副作用少、简便易行、可补中药及体针之不足等特点。

运用耳穴诊治疾病，早在《灵枢·五邪》中就有记载："邪在肝，则两胁中痛……取耳间青脉以去其掣。"耳穴一直被认为是治疗脑源性疾病的首选穴位。《灵枢·口问》曰："耳者，宗脉之所聚也。"李时珍《奇经八脉考》中从八脉角度阐明了耳和经脉的关系，如阴阳二跷脉循行"入耳后"；阳维脉"循头入耳"。由此可见，耳与十二经络关系最为密切，耳郭虽小，却是诸经通过、终止会合的场所，故可通过经脉而调整脏腑的功能。全息理论认为，耳相当于一个倒置胎儿，耳郭与人体各部存在着一定的生理联系。人体的五脏六腑、四肢百骸、五官七窍，甚至更细小的部位，在耳郭上都有其对应的部位。耳穴是全身各个部位在耳郭上的反应点，并与大脑皮层的运动区、语言区相对应。研究表明：针刺耳穴，可进一步影响脑干网状结构和大脑皮层的兴奋水平，使受伤脑组织尽快度过休克期，加快出血的液化和吸收，梗死的区域能疏通，增加供氧量，进而调节患者脏腑机能，改善中风偏瘫、感觉障碍、失语、吞咽障碍、口眼歪斜等症状。

主穴：心、肝、脾、皮质下、脑点。

配穴：根据患者运动或感觉障碍的部位不同，常选用肩、肘、腕、指、臀、膝、踝、趾等穴；伴有言语不利者，常选用咽喉；伴有口眼歪斜者，常选用口、眼、上颌、下颌、面颊等穴；伴有失眠者，常选用神门、小肠等穴；伴有大小便失禁或便秘者，常选用三焦、内分泌、肾、小肠、大肠、直肠下段、尿道、外生殖器等穴。

定位及主治（表3–2）：

表3–2　耳穴定位及主治归纳表

分布	穴名	定位	主治
耳轮脚	膈	在耳轮脚上	呃逆、黄疸
耳轮脚周围	食道	在耳轮脚下方内2/3处	恶心呕吐、吞咽困难
	贲门	在耳轮脚下方1/3处	恶心、呕吐
	胃	在耳轮脚消失处	胃痛、呃逆、呕吐、消化不良
	十二指肠	在耳轮脚上方1/3处	胃痛、呕吐
	小肠	在耳轮脚上方中1/3处	消化系统疾病、心悸
	大肠	在耳轮脚上方内1/3处	痢疾、腹泻、便秘

续表

分布	穴名	定位	主治
耳轮部	直肠下段	在与大肠穴同水平的耳轮处	便秘、脱肛、里急后重
	尿道	在与膀胱穴同水平的耳轮处	尿频、尿急、遗尿
	外生殖器	在与交感穴同水平的耳轮处	阳痿等外生殖器病症
	耳尖	将耳轮向耳屏对折时，耳郭上面的尖端处	目赤肿痛、发热、高血压
对耳轮部	腹	在对耳轮上，与对耳轮下脚下缘同水平处	腹腔疾病、消化系统疾病，痛经等
	胸	在对耳轮上，与屏上切迹同水平处	胸、胁部病症
	颈	在屏轮切迹偏耳舟侧处	落枕、颈部扭伤、瘿气
	脊椎	对耳轮的耳腔缘相当于脊柱，在直肠下段和肩关节同水平处分别作两条分界线，将脊柱分为三段，自上而下分别为腰骶椎、胸椎和颈椎。	相应部位疾病
耳舟部	指	在耳轮结节上方的耳舟部	相应部位疾病
	腕	在平耳轮结节突起处的耳舟部	
	肩	与屏上切迹同一水平线的耳舟部	
	肘	在腕与肩穴之间	
	锁骨	在尾轮切迹同水平的耳舟部、偏耳轮尾处	
	肩关节	在肩与锁骨穴之间	
对上耳脚轮部	趾	在对耳轮上脚的外上角	相应部位疾病
	踝	在对耳轮上脚的内上角	
	膝	在对耳轮下脚上缘同水平的对耳轮上脚起始部	
对下耳脚轮部	臀	对耳轮下脚外 1/2 处	相应部位疾病
	坐骨	对耳轮下脚内 1/2 处	
	交感	在对耳轮下脚与耳轮内侧交界处	消化、循环系统疾病
	神门	在三角窝内，靠近对耳轮上脚的下、中 1/3 交界处	失眠、多梦、烦躁
	盆腔	在对耳轮上、下脚分叉处	盆腔炎、腰痛

续表

分布	穴名	定位	主治
耳屏部	外鼻	在耳屏外侧的中央	鼻疔、鼻渊
	咽喉	在耳屏内侧面，与外耳道口相对处	咽喉肿痛
	内鼻	在耳屏内侧面，咽喉的下方	鼻渊、感冒
	屏尖	在耳屏上部外侧缘	炎症、痛症
	高血压点	在肾上腺与目穴中点稍前	高血压
屏轮切迹	脑干	在屏轮切迹正中处	头痛、眩晕
对耳屏	脑点	在对耳屏上缘，脑干与平喘穴连线的中点	遗尿、崩漏、失眠
	皮质下	在对耳屏内侧面	失眠、多梦、炎症、痛症
	睾丸（卵巢）	在对耳屏的内侧前下方，是皮质下穴的一部分	生殖系统疾病
	枕	在对耳屏外侧面的后上方	神经系统疾病、皮肤病、昏厥
	额	在对耳屏外侧面的前下方	头痛、头昏
	太阳	在对耳屏外侧面，枕与额穴之间	偏头痛
屏间切迹	目 1	在屏间切迹前下方	视物不清、青光眼
	目 2	在屏间切迹后下方	动眼神经麻痹、近视
	内分泌	在屏间切迹底部	生殖系统疾病、妇科病
耳甲艇部	膀胱	在对耳轮下脚的下缘，大肠穴直上方	淋证、癃闭、遗尿
	肾	在对耳轮下脚的下缘，小肠穴直上方	泌尿、生殖、妇科等疾病，腰痛、耳鸣
	胰（胆）	在肝、肾穴之间，左耳为胰，右耳为胆	胰腺炎、糖尿病、胆病
	肝	胃和十二指肠的后方	眼病、胁痛
	脾	肝穴的下方、紧靠对耳轮	脾胃病、血证
耳甲腔部	口	在耳甲腔、紧靠外耳道口的后壁	面瘫、口腔溃疡
	心	在耳甲腔中心最凹陷处	心悸、癔病等
	肺	心穴的上下外三面	呼吸系统疾病、皮肤病
	三焦	在口、内分泌、皮质下和肺穴之间	便秘、浮肿
	上颌	在耳垂 3 区正中处	牙痛、下颌关节痛
	下颌	在耳垂 3 区上部横线之中心	

续表

分布	穴名	定位	主治
耳甲腔部	眼	在耳垂5区的中央	眼病
	面颊	在耳垂5、6区交界线的周围	面瘫、三叉神经痛
	内耳	在耳垂6区正中稍上方	耳鸣、听力减退
耳郭背面	降压沟	在耳郭背面，由内上方斜向外下方行走的凹沟处	高血压
	上耳背	在耳背上方的软骨隆起处	腰背痛、皮肤病、坐骨神经痛
	中耳背	在上耳背与下耳背之间的最高处	
	下耳背	在耳背下方的软骨隆起处	

操作：多以短针浅刺留针，或采用揿针埋针、王不留行子埋耳丸。其中揿针埋针、耳丸治疗，可弥补因经济等问题导致患者门诊治疗次数不足、刺激量不够等问题。临床上，根据患者发病症状、部位不同，选择不同耳穴。例如，中风后呃逆的患者，可采用耳中穴（即胃膈）、肝、皮质下治疗，尚可配合体针，收效较佳。

（十二）眼针疗法

王肯堂《证治准绳·目门》曰："目形类丸，瞳神居中而前，如日月之丽东，南而晚西北也。内有大络六，谓心、肺、脾、肝、肾、命门各主其一；中络八，谓胆、胃、大小肠、三焦、膀胱各主其一；外有旁支细络莫知其数，皆悬于脑，下连脏腑，通畅气血往来以滋于目。故凡病发，则有形色丝络显现，而可验内之脏腑受病也。"

眼与脏腑之间，除肺、脾、肾、心包经以外均与十二经脉有联系，其余八条经脉以眼作为集散之处。手少阴心经与足厥阴肝经直接连于"目系"；手太阳小肠经支脉循行至目内眦，与足太阳膀胱经相交；足太阳膀胱经循行，以目内眦为起点。手少阳三焦经与足少阳胆经相交于此至目外眦，足少阳胆经循行以此为起点，其余阳经皆间接与眼相联系。又因经络之间具有表里关系，可以说十二经都与眼部有直接或间接的联系。眼针穴位与眼周围其他穴位不同，可以通经活络以治标，调整阴阳、养血滋阴以治本，故针刺眼区可通过经脉调整人体相应部位的功能。

主穴：双上焦、双下焦。

配穴：高血压者配肝区，失语者加心区，二便失禁配肾区。

方义：上焦、下焦分别位于目内眦、目外眦，为阴阳跷脉循行之处，故针之可起到捷疾的作用。张洁古曰："跷者，捷疾也。"跷脉起于足，与人的肢体运动，特别是下肢运动有密切联系。杨上善《太素》注："人行健疾，此脉所能，故因名也。"《太平圣惠方》亦曰："言此脉是人行走之机要，动足之所由也，故曰跷脉焉。"《奇经八考》因而认为，可主一身左右之阴阳。

操作：毫针针刺。针刺时，选用0.22×（13～25）mm毫针，用一手拇指按住将刺的穴位附近，使局部皮肤绷紧而不使皮肤移位，另一手拇食指持针对准穴位迅速稳准刺入皮内，再慢慢推进，约10mm深，不做任何提插捻转手法，有轻微酸胀痛等得气感即可，切忌进针过深。若未得气，可将针退出1/3，改变针尖方向再刺入。

（十三）腕踝针疗法

腕踝针是从腕部和踝部取相应的点进行皮下针刺来治疗疾病的一种针刺疗法。该疗法是把病症表现的部位归纳在身体两侧的6个纵区，在两侧的腕部和踝部各定6个进针点，以横膈为界，按区选点进行治疗。具有疏通经络，调和脏腑功能的作用。适用于多种痛证及脏腑疾患。因便于长时间留针，于中风病治疗中使用较为广泛，可根据患者感觉、运动障碍所在部位选择对应的针刺点进行治疗。例如，中风伴有口眼歪斜常选患侧上1区进行针刺；伴上肢感觉、运动障碍常选择患侧上5区进行针刺；若病症跨上下两区时同时选用上、下穴点，如偏瘫常选用患侧上5配下4进行针刺；若病症难以确定部位的区域时，则跨向疾病，如中风伴有失眠、眩晕等常选用双侧上1区进行针刺。

1. 分区

（1）躯体分区：在身体的前后面中央各划一条前中线和后中线，将身体分为左右两侧，每侧由前向后分6个纵区，用数字1～6编号，其中1、2、3区在前面，4、5、6区在后面。

1区：躯干前中线两侧。头面部在前中线至以眼眶外缘为垂直线之间的区域；颈部沿气管、食管；胸部自前中线至胸骨缘；腹部自前中线至腹直肌区域，包括会阴部。

2区：躯干前面两旁。头颈部如颞前部、面颊、颌下；胸部沿锁骨中线向下区域，如锁骨上窝、上胸部、乳中部、前胸、侧腹部。

3区：躯干前面外缘。如沿耳郭前缘、腮、腋前缘垂直向下的狭窄区域、乳房近腋前缘部分。

4区：躯干前后面交界。包括自头顶经耳向下至颈，肩部沿斜方肌缘，胸腹部自腋窝至髂前上棘的胸侧壁及腹侧部区域。

5 区：躯干后面两旁，与前面的 2 区相对。包括颞后部、颈后外侧靠斜方肌缘、肩胛冈上窝及肩胛中线垂直向下区域的背和腰。

6 区：躯干后中线两侧，与前面的 1 区相对。包括枕、颈后部、颈椎棘突至斜方肌缘、胸椎棘突至肩胛骨内缘、腰椎与骶正中嵴至尾骨两侧、肛门。

此外，以胸骨下端的剑突和两侧肋缘形成的三角顶为基准，画一条环绕躯干的横线，相当于横膈，将身体两侧的 6 个纵区划分成上下两半，则横线以上各区分别记作：上 1 区、上 2 区、上 3 区、上 4 区、上 5 区、上 6 区；横线以下各区分别记作：下 1 区、下 2 区、下 3 区、下 4 区、下 5 区、下 6 区。

（2）肢体分区：当上下肢的内侧面（阴面）向前，与躯干的腹面（阴面）相一致，两侧上下肢相对，互相靠拢，则靠拢处前后的缝与躯体的前后中线相当。在这样的位置，两侧上下肢的分区方法与躯体相同，唯肢端的手和足的分区略有区别。

2. 定位及主治

（1）腕部针刺点

腕部 6 个针刺点大致排列在腕横纹以上约两横指环腕一圈处，各点分别记作上 1、上 2、上 3、上 4、上 5、上 6。其定位及主治如下：

上 1：小指侧的尺骨缘与尺侧腕屈肌腱间的凹陷处。术者用左手拇指端内侧缘摸到尺骨缘后，向掌心侧轻推，点的位置在骨缘和肌腱缘中间。主治上 1 区对应部位病证，如前额部头痛、眼病、鼻病、三叉神经痛、面肿、前牙痛、流涎、咽炎、气管炎、恶心、呕吐、心脏病、高血压，眩晕、盗汗、寒颤、失眠、癔病、荨麻疹、皮肤瘙痒症等。

上 2：掌面中央，位在两条突起最明显的掌长肌腱和桡侧腕屈肌腱之间，相当于内关穴所在。主治上 2 区对应部位病证，颞前部痛、后牙痛、腮腺炎、颌下肿痛、胸痛、胸闷、回乳、哮喘（针尖向近心端刺），手掌心痛、指端麻木（针尖向远心端刺）等。

上 3：桡骨缘和桡动脉之间，相当于桡动脉桡侧缘处。主治上 3 区对应部位病证，如高血压、胸痛等。

上 4：位于拇指侧的桡骨缘上。主治上 4 区对应部位病证，如头顶痛、耳痛、耳鸣、耳聋、下颌关节功能紊乱、肩周炎（肩关节前部痛）、胸痛等。

上 5：位于腕背中央，桡骨和尺骨两边缘之间，相当于外关穴所在。主治上 5 区对应部位病证，如颞后部痛、落枕、肩痛、肩周炎（肩关节外侧部痛）、上肢感觉障碍（麻木、过敏）、上肢运动障碍（瘫痪、肢颤、指颤、舞蹈症），以及肘、腕、指关节痛等。

上 6：点在腕背小指侧，尺骨缘背。主治上 6 区对应部位病证，如后头痛、枕项痛、颈胸段脊柱及椎旁痛等。

（2）踝部针刺点

踝部的 6 个针刺点大致排列在内踝和外踝以上约三横指环踝一圈处。各点分别记作下 1、下 2、下 3、下 4、下 5、下 6。其定位及主治如下：

下 1：靠跟腱内缘。主治下 1 区对应部位病证，如上腹部胀痛、脐周围痛、急性肠炎、痛经、白带多、遗尿、阴部瘙痒症、足跟痛等。

下 2：位于踝之内侧面中央，靠胫骨内缘。主治下 2 区对应部位病证，如肝区痛、少腹痛、过敏性肠炎等。

下 3：距胫骨前嵴向内侧一横指处。主治下 3 区对应部位病证，如膝关节（内缘）痛等。

下 4：位于胫骨前嵴与腓骨前缘之间的胫骨前肌中点。主治下 4 区对应部位病证，如股四头肌酸痛、膝关节痛、下肢感觉障碍（麻木、过敏）、下肢运动障碍（瘫痪、肢颤、舞蹈病）、趾关节痛等。

下 5：位于踝之外侧面中央，靠腓骨后缘。主治下 5 区对应部位病证，如髋关节痛、踝关节扭伤等。

下 6：靠跟腱外缘。主治下 6 区对应部位病证，如急性腰扭伤、腰肌劳损、骶髂关节痛、坐骨神经痛、腓肠肌痛、脚前掌痛等。

操作：毫针针刺。患者取坐位或卧位，选用 0.25×40mm 毫针，选择并定位针刺点后，常规消毒后快速进针，针朝向病位所在方向平刺，针刺沿皮下进针约 35mm，以不引起疼痛及明显针感为度，针柄用胶布固定。留针 30 分钟至 2 小时，也可根据病情适当延长留针时间，但最长不超过 24 小时。

（十四）蜂针疗法

蜂针疗法是将我国传统针灸与民间蜂毒疗法相结合的一种疗法。一方面是利用经络穴位的刺激作用，调节气血、疏通经络、扶正祛邪；另一方面蜂毒是一种药理和生化活性高度复杂的混合物，可提高机体的应激反应能力，保护机体抗病能力，起到免疫剂的作用。

蜂针疗法集针、药、灸于一体，既有针刺作用，又具蜂毒的药理作用，以及蜜蜂尾针刺入人体所产生的灼热感觉和灸法效果相似，共奏调节气血、疏通经络、扶正祛邪的功效，从而有利于中风患者的康复。临床应用蜂毒治疗中风病后，效果良好。中医认为这与蜂毒具有扩张血管、改善血小板凝集性、减少糖蛋白沉积等作用有关。蜂毒的抗凝和纤溶作用证明，蜂毒在体内促进血液纤溶活性，清除血栓形成前状态，对中风后遗症、老年性痴呆有较好治疗作用。

选穴：双侧颞三针（颞Ⅰ针：耳尖直上入发际二寸处；颞Ⅱ针：以颞Ⅰ针为中点，向其同一水平线前旁开一寸；颞Ⅲ针：以颞Ⅰ针为中点，向其同一水平线后旁开一寸）、智三针（神庭、双本神）、风府、风池、肩髃、曲池、血海、阳陵泉、足三里、局部阿是穴。

方义：颞三针、智三针均为广州中医药大学靳瑞教授所创，对中风偏瘫伴言语不利者尤为适宜。颞三针位于头颞部，其中颞Ⅰ针通过率谷穴及角孙穴，前者为足太阳、少阳之会，后者为手足少阳之会；颞Ⅱ针通过手足少阳、阳明之会的悬厘穴及足太阳、少阳之会的曲鬓穴；颞Ⅲ针位于天冲穴附近，该穴为足太阳、少阳之交会穴。本组穴位专为中风偏瘫而设。针刺该区颞穴有疏通经络气血、加强局部血液循环的作用，同时又有平肝息风、清肝胆之火、鼓舞少阳生发之机的作用。智三针，位于前额，直达病所，可影响脑额叶的功能活动，有疏调元神气机之功效。风池为手足少阳经与阳维脉之会穴，是临床最常用的治疗风证要穴，有通经活络、开窍益聪的作用。配用风府疏通脑络，为治疗脑部疾患的要穴。肩髃、曲池、足三里乃手足阳明之腧穴，阳明经为多气多血之经；阳陵泉为足少阳胆经之合穴，又为筋会；血海为脾经之穴，专有调和气血的功效。太溪为肾经的输穴，也是本经的原穴，具有补肾益阴、通利三焦之功效。诸穴合用，共奏疏经活络之功。

操作：采用蜂针直刺法，留针 10 ～ 15 分钟后，拔除蜂针，每次选取 2 ～ 5 穴交替进行。

注意：凡施行蜂针疗法的患者，必须先做蜂毒过敏试验。皮试方法：在患者前臂下端内侧皮肤处，做常规消毒，用游丝镊从活蜂尾部将螫针拔出，刺入皮肤 1.5mm，随即拔出。20 分钟后观察，如仅在局前出现红肿疼痛反应，时间短，不扩散，无全身反应者，多属非特异性毒性反应。24 小时后，再观察有无广泛的局部剧烈红肿、奇痒等反应及皮肤水肿、皮疹、支气管痉挛，以及恶心、呕吐、腹痛、心悸、乏力、发热等全身反应。如无此类反应，即可进行蜂针疗法。凡出现特异性毒性反应者，属蜂毒过敏，在未行蜂毒脱敏治疗之前，不宜施用蜂针经穴疗法。

（十五）火针疗法

火针，又称“燔针”或“焠刺”。火针具有针和灸的双重作用，能够疏通经络、调气活血，促进血液循环、促进神经功能恢复，能够改善局部组织充血、水肿、粘连、挛缩、缺血等病理变化。

火针点刺局部可降低肌张力，缓解挛缩，改善神经缺损状态，协助恢复患者手足功能，以达到改善患者的临床生活能力，提高患者生活质量的作用。临床试验研究表明，火针针刺治疗中风后遗症患肢运动功能障碍，可获得较好的疗效。

选穴：患肢腧穴，以阳明经经穴为主。上肢取肩髃、曲池、手三里、合谷、八邪；下肢取伏兔、梁丘、足三里、丰隆、解溪、八风。

方义：肩髃、曲池、手三里、合谷、伏兔、梁丘、足三里、丰隆、解溪均为阳明经腧穴。临床上常以火针点刺患肢腧穴，取穴多以患肢手、足阳明经为主，以改善患肢运动功能。八风、八邪为临床常用经外奇穴，中风偏瘫患者的患肢运动功能较差，尤其患肢精细运动，点刺八风、八邪可治疗手、足指病变，有效改善患侧手足感觉、运动障碍。

操作：采用普通火针，用酒精灯加热针具，以烧红或烧白为度，快速点刺以上穴位，隔日一次，以患者耐受为度。

注意：烧针必烧至针体通红或泛白，火针针刺以直刺为主，进针要快速，针体烧红或烧白后对准穴位快速点刺即出，不留针。四肢腧穴酌情刺入 2 ～ 5 分，不宜过深。

（十六）刺络放血疗法

刺络放血疗法，是根据患者病情，采用三棱针等特殊针具刺破血络，令血外出，以治疗疾病的一种方法，又称刺络、刺血络。《素问·针解》："菀陈则除之，出恶血也。" 刺络放血，除其经脉瘀堵之恶血，可使经脉、血络周行得畅，则肢体得以濡养，改善中风偏身感觉障碍、肢体麻木、失语。其主要作用有以下几个方面：①疏通经络，活血化瘀；②清热解毒，消肿散结；③醒脑开窍，镇静止痛；④和血养血，调整阴阳。

选穴：十二井穴、患侧肢体腧穴、背俞穴、华佗夹脊穴、金津、玉液。

方义：十二井穴以三棱针点刺放血，具有较强的刺激作用，且除其瘀血，可达通络、开窍之功，此法尤以脑缺血性中风急性期使用较为广泛，疗效较好，常于急性期使用，清脑开窍、通经活络。患侧肢体腧穴刺络放血，可改善患侧肢体循环。背俞穴、华佗夹脊穴刺络，可疏经通络，调节脏腑经气。金津、玉液位于舌下，中风患者舌下络脉多青紫迂曲，刺络放血可改善循环，尤其对中风失语、言语謇涩具有较好的改善作用。

操作：选用三棱针，或小号注射器针头、采血针均可，常规消毒后，快速点刺或散刺施术部位，令其血出，不按压，至血出自止时，以干棉球进行擦拭。血出不畅者，可配合拔罐疗法，即刺络拔罐，留罐 5 ～ 10 分钟。

（十七）穴位埋线疗法

穴位埋线疗法是针灸的延伸，同样以脏腑、经络理论，辨病、辨证、辨经选取腧穴，是将人体可吸收的生物蛋白线埋入穴位，达到长效刺激穴位，疏通经络，从而防治疾病的一种现代针灸替代疗法，是一种经络疗法。临床上常采用体针配合部分腧穴埋线，治疗中风性偏身肢体运动、感觉障碍、吞咽障碍，以及中风后失眠、中风后抑郁症、中风后癫痫。

选穴：患肢穴位肌肉较为丰厚的穴位，以手足阳明经腧穴为主；或者背俞穴、夹脊穴等。

操作：在选定穴位上记号，局部穴位皮肤常规消毒后，选用 3.0 或 4.0 医用羊肠线 1cm，用镊子将其穿入 8 号或 7 号注射针头管中，以 0.35×40 ～ 50mm 针灸针为针芯，针尖朝穴位快速沿皮直刺或斜刺进针，当针尖达所取穴位皮下后缓慢退针，边退针边向前推针芯，待针灸针有落空感时拔针，用干棉球按压针孔 1 分钟之后贴上消毒纱布。

临床上穴位埋线治疗中风常作为治疗的延续或配合手段，较少单独运用。与针刺治疗相比较，具有一定的优势，也有很多不足之处。其优势在于长效刺激，加强经络调节，弥补了针灸原有的扎针时间短、扎针次数多、疗效不持久、病愈后不易巩固的缺陷；而其不足表现在部分患者埋入皮内的生物蛋白线不易吸收，易发生过敏反应，亦或者实施者操作不当或患者护理不当导致局部感染，存在一定的操作风险。另外，部分腧穴较为表浅、神经血管分布较为丰富，不宜埋线，且无法行针刺补泻手法。因此，穴位埋线疗法较少运用于中风病的临床治疗。

（十八）穴位注射疗法

穴位注射又称“水针”，是选用中西药物注入有关穴位以治疗疾病的一种方法。注射疗法简单易学，是一种治疗中风后遗症行之有效的方法之一。穴位注射除具有针刺的作用外，还包含有药物的作用，由于药物在穴位处存留的时间较长，增强并延续了针刺的效能和药物对机体的作用，充分发挥了穴位和药物的共同治疗作用。临床上常用的复方当归注射液具有抗血栓形成、抑制血小板的释放和聚集、抗氧化、降低血浆纤维蛋白原含量、缓解脑缺血后细胞的凋亡、改善缺血组织中的血液供应等作用。临床上运用穴位注射可治疗中风后吞咽障碍、肢体感觉障碍、肩手综合征、抑郁、尿失禁、呃逆、便秘、失语等。研究显示，穴位注射颈夹脊治疗缺血性中风疗效显著。

选穴：风池、臂臑、曲池、外关、肾俞、秩边、环跳、风市、足三里、阳陵泉、绝骨。

操作：每次选用 2 ～ 3 穴，诸穴交替应用，中药制剂可选用复方当归注射液、丹参注射液、黄芪注射液、参麦注射液、参附注射液、香丹注射液等；西药制剂可选用三磷酸腺苷、烟酸胺、维生素 B_1、维生素 B_{12}、ATP 等。隔天 1 次，每穴注射 0.5 ～ 2mL。

（十九）皮肤针疗法

在中风的治疗中，也经常配合皮肤针疗法。对于久病虚弱、肢体麻木拘挛的中风患者，皮肤针也是常用的一种辅助疗法。其中临床上最常用的为梅花针。叩打循经部位以达到祛瘀生新、通畅经脉的目的，叩打背俞穴尚可调整脏腑、平衡阴阳。

选穴：华佗夹脊经、背部膀胱经、手足阳明经循行部位、少阳经循行部位。

操作：循经叩打，重点叩打背部及偏瘫肢体的穴位。顺经、轻叩为补，逆经、重叩为泻。

四、艾灸疗法

灸法具有无痛苦、无畏惧感、操作简便、易被患者接受等优点。《神灸经论》中述："夫灸取于火，以火性热而至速，体柔而用刚，能消阴翳，走而不守，善入脏腑，取艾之辛香作炷，能通十二经，入三阴，理气血，以治百病。"中风病患者多有脉络瘀阻，施以灸法，则可以温通经络、活血化瘀。临床上常针、灸同用。风邪壅盛也是中风病机之一，而风为阳邪，阳受气于四末，故风邪常积聚于四肢末端部，灸刺末端穴则可逐邪外出。对于伴有昏迷的患者，刺激末端穴可产生强烈的感觉有醒脑开窍的功效。如《杨敬斋针灸全书》云："中风口噤不开……手中指相合灸之尤妙。"

临床上常用艾炷直接灸、悬起灸、雀啄灸、隔物灸、麦粒灸，施灸部位常用督脉、夹脊穴、背俞穴、神阙、气海、关元、百会、四神聪、患侧肢体井穴、筋结点等，以治疗偏身感觉、运动障碍、关节挛急、口眼歪斜，以及中风后尿失禁、中风后抑郁症等，均取得较好的临床疗效。气海穴、关元穴关乎人体之元气，灸关元可助元阳之气，阳生阴长，益火之源，以消阴翳。

（一）直接灸

以艾绒制成艾炷，在患者体表腧穴上烧灼，借助灸火的热力及艾叶的药物作用，起到温经通络、调理血气、补虚固脱、扶正祛邪等作用。其作用温和深透，具有针刺无法比拟的优势。临床上常配合针刺共同使用，也可单独使用。

主穴：气海、关元。

配穴：中风猝倒可加神阙、百会、尺泽；中风失语可加合谷、通里；口眼歪斜可加神庭、丝竹空、水沟、身柱、神道、人迎、承泣；痉挛性瘫痪可加背俞穴（或夹脊穴）或筋结部位；半身不遂可加百会、耳和髎、肩井、风市、足三里、绝骨、曲池。

操作：选定腧穴后，于腧穴局部置以约直径 1.5cm 高 1.5cm 的圆锥形艾炷，线香点燃，待艾炷燃至三分之二或患者感觉轻微灼痛时除去艾炷，更换新的艾炷，常灸 1 ～ 9 壮，可酌情增加壮数。

（二）悬起灸

悬起灸是将点燃的艾条悬起，距体表有一定距离的灸治法。悬起灸根据操作方法的不同，可分为温和灸、回旋灸、雀啄灸等，其中温和灸多用于慢性疾病，雀啄灸、回旋灸多用于急性病症。临床上多因直接灸操作不便，常以悬起灸代替。

选穴：同“直接灸”。

操作：温和灸：将艾条一端点燃，对准应灸的腧穴部位，距离皮肤 2 ～ 3cm 进行熏烤，使局部有温热而无灼痛感为宜，每穴灸 10 ～ 15 分钟；雀啄灸：将艾条一端点燃，对准应灸的腧穴部位，向鸟雀啄食一样一上一下活动施灸；回旋灸：将艾条一端点燃，距离施灸部位皮肤 2 ～ 3cm，向左右方向移动或反复旋转施灸。

（三）隔物灸

隔物灸是指用药物或其他材料将艾炷与施灸腧穴部位的皮肤隔开，进行施灸的方法。其中以生姜隔者称隔姜灸，以食盐隔者称隔盐灸，以药饼隔者称隔药饼灸。

取穴：神阙、关元。

选穴依据:《针灸逢源·中风门》曰:“中风卒倒不醒，神阙。用净盐炒干，纳于脐中令满，上加浓姜一片，灸百壮，至五百壮姜焦则易之；或以川椒代盐，或用椒于下，上盖以盐，再盖以姜，灸之亦佳。”《医学实在易》曰:“灸中风卒厥，危急等症，神阙（隔盐，姜1片）五百壮。”

操作：于神阙、关元处置以适量食盐或川椒，将生姜切成直径 2 ～ 3cm 厚约 0.5cm 的姜片，中间以针穿孔后置于其上，姜片上放置约直径 1.5cm、高 1.5cm 圆锥形艾炷，以线香点燃，燃至三分之二或患者觉轻微灼痛时，更换新的艾炷，灸 1 ～ 3

壮，灸至患者自觉有热气向内传达且皮肤潮红为度。

注意：谨防局部皮肤灼伤。

（四）麦粒灸

指用麦粒大小的艾炷施灸。麦粒灸作为目前临床上的常用灸法之一，具有热力深透、患者易于接受、疗效显著的特点，常用于面部施灸。

选穴：口眼歪斜取水沟、承浆、颊车、地仓、听会、下关、合谷等；偏瘫选用十二井穴。

操作：选取腧穴后，先在相应腧穴表面涂抹少许跌打万花油，以增强粘附作用及避免烫伤，选用纯艾绒，制作底面直径约 0.3cm，高 0.3 ～ 0.4cm，状如麦粒的圆锥形艾炷，置于穴位上，以线香点燃，艾炷燃至患者感觉疼痛时，可用手指轻拍穴位周围皮肤，分散患者注意力，待艾炷燃至 2/3 后，再用镊子除去艾炷，在穴位表面涂以万花油，更换新艾炷，每穴灸 9 壮。

注意：面部腧穴局部皮肤较为娇嫩，操作过程中谨防烫伤。

五、按语

中风病是临床常见病，其死亡率及致残率非常高，且大多数患者会遗留较多的后遗症，治疗效果欠佳，对其身心健康影响较大。针灸是治疗本病极为有效的方法，不仅可用于预防中风病的发生，而且可用于中风病急性期、恢复期、后遗症期的治疗。中风急性期的针灸治疗，疗效甚佳，但若出现高热、神昏，合并肺脑综合征、心脑综合征、胃脑综合征时，要立即采取综合疗法进行抢救，切忌延误病情。亦可采取针灸与中西药物配合进行抢救治疗，及时控制病情。待病情稳定后，早期的针灸干预治疗对疾病的预后非常关键，一般在发病后 1 周即可干预治疗。中风病的恢复期、后遗症期，针灸的治疗作用就显得更加关键。临床上最为常见且疗效肯定的针法为普通体针针刺配合头皮针进行治疗。此外，蜂针疗法、舌针疗法、腹针疗法、耳针疗法、穴位埋线疗法、穴位注射疗法等对改善局部症状及肢体活动发挥着极为重要的作用，可多种方法配合使用，增强疗效。

针灸治病方法灵活多样，极易临症加减。中医学理论认为，“久病多虚、多瘀”，针对这一致病特点，临床上对中风患者恢复期及后遗症期的治疗，常采用灸法及刺络放血等治疗。中风患者的后遗症期相当漫长，有些可长达数十年，治疗时应注意患者的全身状况，根据病情变化选用治疗方法，提高临床疗效。

针灸治疗期间，应加强患者肢体及语言的康复功能锻炼，调畅情志，注重调养，合理饮食，同时积极控制血压、血糖、血脂等，预防其再次复发。

第三节　推拿疗法

一、概述

1. 定义　推拿，古称“拊”“按摩”“按跷”“乔摩”“挢引”“案扤”等。推拿疗法是指在中医基础理论及现代解剖学指导下，应用推拿手法或借助一定的器具，刺激患者体表的特定部位或穴位，以防治疾病和强身健体的一种中医外治疗法。源于人类自发的本能，经过长期的临床实践，逐渐形成一种自觉的医疗行为，发展成为人类早期的医学模式。

2. 特点　推拿主要是利用特定的手法技巧，刺激患者体表的特定穴位和部位，通过直接刺激机体局部或通过经络的介导途径以调整脏腑气血阴阳，进而促进患者的全面康复。具有柔和舒适、不良反应小、患者容易接受等特点，值得临床进一步推广应用。

二、临床应用

1. 主要功效　好的手法是一个良性的刺激，可以起到行气活血、疏经通络、理筋整复、滑利关节和调整脏腑功能的作用。多数中风患者由于一侧肢体的长期废用，相应的肌肉会逐渐萎缩，关节的功能受到影响，甚者会导致肩关节半脱位等问题。推拿手法作用于肌肉和关节，可以改善局部软组织的血液循环，改善关节长期制动带来的僵硬、疼痛等问题，有效减缓肌萎缩的速度，预防关节强直，有效防治褥疮等并发症。此外，长期卧床可使患者胃肠功能减退，脏腑器官功能下降，手法还可直接作用于腹部，通过揉、推、振等手法以促进胃、肠的蠕动，增强消化吸收功能；适度的背部拍法有利于肺部排痰；头部振法可以改善脑部血液循环；全身经络腧穴的适度刺激可以改善心、肺、脑等脏腑和器官的功能，进而促进机体的整体康复和全面康复。

2. 常用手法　用手或肢体其他部分，或借助器械，按照各种特定的技巧动作，在体表做规范化的操作，以防治疾病的一种技巧动作，称推拿手法。中风患者常用一指禅推法、㨰法、揉法、按法、捏法、拿法、摩法、振法、摇法、擦法等手法。

（1）一指禅推法：手握空拳，拇指自然伸直盖住拳眼（使拇指位于食指第二指节处），用大拇指指端或罗纹面着力于一定部位或经络穴位上，挺胸收腹，呼吸自然，腕部放松，沉肩，垂肘，悬腕，肘关节略低于手腕，以肘部为支点，前臂做主动摆动，带动腕部摆动和拇指关节的屈伸活动，使其产生的功力通过拇指轻重交替、持续不断地作用在经络穴位上。

一指禅推法具有接触面小、压强大、渗透力强的特点，可以起到舒经通络、行气活血、调和营卫、健脾和胃及调节脏腑功能的作用。操作时要注意领会“沉肩、垂肘、悬腕、掌虚指实、紧推慢移”等动作要领，摆动频率为每分钟 120 ～ 160 次。作为治疗中风偏瘫的主要手法，常用于全身各部，尤其是经络和腧穴上。

（2）滚法：用手背近小指侧部分或小指、无名指、中指、食指的掌指关节背侧，附着于一定部位上，沉肩，垂肘，松腕，前臂主动摆动，带动腕部做屈伸带外旋的连续往返摆动，使其产生的功力轻重交替，持续不断地作用在治疗部位上。

㨰法具有接触面较大，压力较大，渗透作用明显的特点，可以起到舒经活血、解痉止痛、滑利关节的作用。操作时，可先做好沉肩、垂肘、松腕、立臂、竖掌的预备式，以前臂主动摆动，带动腕关节屈伸带外旋。滚动时，手臂尺侧要紧贴体表，不可拖动、跳动或来回摩擦；压力均匀，动作协调而有节奏，频率为每分钟 140 次左右。作为治疗中风偏瘫的主要手法，临床常用于肩、背、腰、臀、四肢等肌肉较丰厚的部位。

（3）揉法：用手掌大鱼际或掌根或手指螺纹面吸附于一定部位或穴位上，腕部放松，做轻柔缓和的回旋揉动，称揉法。中风病患者常用掌根揉法和大鱼际揉法。

揉法具有轻柔缓和，刺激量小的特点，可以起到舒经活血、解痉止痛的作用。操作时压力要均匀，整个动作贵在柔和，频率为每分钟 120 ～ 160 次；着力部位要吸定，不可来回滑动或表面摩擦。作为治疗中风偏瘫的主要手法，临床可用于全身各部。

（4）按法：用指或掌面附着于一定部位或穴位上，逐渐用力下压，称按法。根据着力部位的不同可分为指按、掌按和肘按三种。

按法具有开通闭塞、通经活络、活血止痛的作用。操作时，要注意将着力部位紧贴体表，按压方向垂直；用力由轻到重，稳而持续，不可突施暴力；动作平稳缓和，不可屏气操作。指按法，可用于全身各部穴位；掌按法，常用于肩背、腰臀及四肢部；肘按法，常用于腰臀部。临床上常与揉法结合应用，组成“按揉”复合手法。

（5）捏法：用拇指和其余四指相对用力挤压某一部位，称捏法。中风病康复常将捏法用于脊柱部，称捏脊法。即用双手拇指指腹顶住皮肤，食、中指前按，三指同时用力提拿肌肤，双手交替捻动向前推行；或食指屈曲，用食指中节桡侧缘顶住皮肤，拇指前按，二指同时用力提拿肌肤，双手交替捻动向前推行。

捏脊法具有调阴阳、理气血、和脏腑、通经络、培元气的作用。操作时，注意捏起患者肌肤的多少要适当；手法操作轻重要适度，过轻不易“得气”，过重则欠灵活；切忌拧转肌肤；动作灵活协调，向前推动时须直线，不可歪斜。若患者体胖提捏困难，可少捏多提，目的是刺激总督“一身之阳”的督脉和足太阳膀胱经，达到促进患者整体康复的目的。

（6）拿法：用大拇指和食、中两指，或大拇指和其余四指作对称性用力，提拿一定部位和穴位，进行一紧一松的拿捏，称为拿法。

拿法属按、捏、掐、揉的综合性临床应用手法，即“提而捏之谓之拿”，具有疏经通络、行气活血、开窍醒神等作用。操作时，用力需由轻到重，缓和而有连贯性。治疗中风后遗症，常用于拿头部五经、风池、颈项、肩井及四肢部。

（7）摩法：用手掌掌面或食、中、无名指三指指面附着于体表一定部位，前臂或腕关节主动运动，做环形有节律的抚摩运动，称摩法。根据着力部位的不同，又分为指摩法和掌摩法两种。

摩法刺激缓和而舒适，可以起到和中理气，消积导滞、祛瘀散结的作用。操作时，腕部要放松，指、掌自然伸直；速度、压力均匀，不带动施术部位的皮下组织；动作缓和而协调，频率每分钟 100 次左右，尽量做到“重而不滞，轻而不浮”，临床适用于头面、颈项、胸腹、胁肋及四肢等部位。

（8）振法：以指或掌贴附在一定的部位或穴位上作高频率、小幅度振动的手法，称为振法。以中指指端为着力部位的称指振法，以掌面为着力部位的称掌振法。

振法具有温中散寒、行气活血的作用，操作时指、掌自然着力，前臂和手部的肌肉须强烈地静止性发力，振动的幅度要小，频率要高（每分钟 600 ～ 800 次）。中风病虚证和寒证患者常用振法作用于头顶百会穴及胸腹部。

（9）摇法：一手托住关节近端，一手握住关节远端，作一定幅度的环转运动，称为摇法。中风患者，肢体关节活动不利，摇法常作为结束手法作用于四肢关节，如摇肩法、摇肘法、摇腕法、髋关节摇法、膝关节摇法、踝关节摇法。

摇法具有疏经通络、行气活血、滑利关节的作用。操作时，应先使关节充分放松，以关节近端为中心做环转活动，环转的方向及幅度应在被摇关节的生理活动范围内，因势利导，适可而止。对病程较长、关节周围肌肉松弛或萎缩，或伴关节畸形的患者应慎用，以防止造成医源性关节脱位。

（10）擦法：用指或掌面附着于一定部位上，稍用力下压作快速直线往返摩擦。根据着力部位的不同，又分为全掌擦法、大鱼际擦法和小鱼际擦法（侧擦法）。

特点：擦法具有柔和温热的特点，可以起到温经通络、活血止痛的作用。操作时，上臂或前臂要主动发力，带动掌根、大鱼际或小鱼际作直线往返摩擦。压力均匀适中，动作连续，直线往返，往返距离尽量拉长，可在体表涂少许润滑剂，既可防止擦破皮肤，又可使热力渗透，以局部皮肤轻度充血为度。常用于胸腹、胁肋、腰背及四肢部，以虚证和寒证多用。

3. 常用部位和穴位 中经络或中脏腑急性期过后即可用推拿以康复，选取部位可因患者具体情况而定。风中经络可以选择病患局部操作为主。若需要达到整体康复和全面康复目的，治疗应依次选用头面部、颈项部、胸腹部、背腰部、臀及下肢部和上肢部等。

穴位可依次选用印堂、睛明、太阳、风池、风府、百会；肩井、天宗、心俞、膈俞、肝俞、脾俞、肾俞；环跳、阳陵泉、委中、承山、足三里、解溪、太冲；极泉、尺泽、曲池、手三里、内关、合谷等。

4. 操作步骤

（1）头面部操作

①患者取坐位或仰卧位，医者用一指禅推法或双拇指直推法，从印堂推至发际、印堂推至太阳，反复 3 ～ 5 遍。指按揉法作用于印堂、攒竹、睛明、太阳、神庭，每穴约 1 分钟。

②扫散少阳。患者取坐位，医者屈曲双手十指，沿头颞侧从前向后作快速扫散。操作时，应使用指腹与头部皮肤直接接触，以加大刺激量，但要避免指甲刮伤皮肤。如果偏瘫在左侧，可加强右侧颞部的扫散，反之则加强左侧颞部的扫散。

（2）颈项部操作：患者取坐位或仰卧位，医者用一指禅推法或拇指按揉法沿颈椎棘突两侧从上至下操作，每侧 3 ～ 5 遍。然后，医者一手扶患者的头部，另一手拇指端用力沿枕骨下缘按揉枕下肌群，对痛点可适当增加刺激量，每个痛点至少按揉 1 分钟。最后，拿头部五经、拿风池、拿颈项、拿肩井和合谷，从上到下 3 ～ 5 遍。虚掌拍打头颈部，从百会、经风府穴至大椎穴，从上到下 3 ～ 5 遍。掌振百会，以患者有振动感为度。

（3）胸腹部操作：患者取仰卧位，医者用推摩复合手法从膻中至关元，自上而下推摩 8 ～ 10 遍。指摩中脘 1 分钟，掌摩腹部 2 分钟，点按天突、中脘、神阙、天枢（双侧）、气海、关元等穴，每穴约 1 分钟，以得气感为度；振腹 1 ～ 2 分钟，以局部振动或温热感为度。

（4）背腰部操作：患者取俯卧位，医者用㨰法或掌根按揉法沿背部膀胱经第一、第二侧线，自上至下操作 3 ～ 5 遍。重点按揉天宗、心俞、膈俞、肝俞、脾俞、肾俞等穴，在条索状或结节样反应物的部位进行重点弹拨，痛点（阿是穴）适度增加刺激量，每个穴位约 1 分钟。拍法作用于背、腰部，从上到下 3 ～ 5 遍。捏脊柱，从下到上 3 ～ 5 遍。擦命门、肾俞、八髎及腰骶部，以热为度。

（5）臀及下肢部操作：患者取俯卧位，医者用双掌或拇指重叠按揉双侧臀大肌，健侧 3 ～ 5 分钟，患侧约 10 分钟。重点按揉环跳、委中、承山、昆仑等穴位。然后，医者握住患者踝关节上方屈曲膝关节，分别作顺逆时针方向摇动膝关节各 20 圈，摇踝关节各 10 圈左右。

患者取仰卧位，医者用㨰或按揉法作用于下肢前外侧，自上而下 3 ～ 5 遍。重点按揉血海、阳陵泉、足三里、上巨虚、下巨虚、解溪、太冲等穴位；再次摇膝关节和踝关节，每个关节约 10 圈。牵抖双下肢，每侧约 1 分钟。

（6）身体侧面操作：患者侧卧，医者用食中指指腹从前至后沿肋骨间隙逐个依次按揉 1 ～ 2 分钟，用虚掌拍打患者胸背部，以利于排痰、改善肺部呼吸功能。

（7）上肢部操作：患者可以坐位或仰卧位。医者用拿揉法从手腕至肩部向心方向操作，至腋窝处时，用中指端弹拨臂丛神经至上肢有麻木感。然后点按极泉、尺泽、曲池、手三里、内关、合谷等穴位，每穴约 1 分钟，以得气感为度；搓上肢，从上到下各 3 ～ 5 遍；摇法作用于肘关节和腕关节，每个关节 10 圈左右，可用抖法结束治疗。但牵抖患侧上肢时，一定要注意力度和幅度，以免造成肩关节半脱位等意外发生。

三、注意事项

1. 中风后遗症的推拿治疗最好是在中风后早期介入，此时疗效较好。

2. 手法治疗最好和康复的功能训练结合进行，患者的主动运动更利于患者恢复。

3. 手法治疗的体位根据患者病情选择，如果患者病情较重，只能采用卧位进行。坐位操作时，要注意防止患者跌倒。

4. 手法的轻重要适度，应根据患者的耐受程度灵活应用。

5. 运动关节类手法操作要谨慎，尤其是对伴有严重骨质疏松患者，以免发生骨折或脱位等意外事件。

第四节　拔罐疗法

一、概述

1. 定义　拔罐法是以罐为工具，利用燃火、抽气等方法排除罐内空气，造成负压，使之吸附于一定部位或穴位的体表，使局部皮肤充血、瘀血，以达到防治疾病目的的一种中医外治疗法。古称角法，俗称“拔火罐”“吸筒疗法”。

2. 特点 拔罐主要是利用罐内负压，刺激患者体表的特定部位和穴位，达到疏经通络、调和气血阴阳，进而促进患者的全面康复。具有操作简便、不良反应小、患者容易接受等特点。古代多用于外科痈肿，起初是用牛角筒，罩在患部排吸脓血，故称“角法”。后来，牛角筒逐渐被竹罐、陶罐、玻璃罐、抽气罐等代替，适用于中风病实证、热证患者。

二、临床应用

1. 主要功效 拔罐法具有疏经通络、行气活血、祛风散寒、消肿止痛等作用。中风病患者因气血运行不利，常会出现肩背、腰臀及四肢酸痛等症状，常于背部督脉及相关穴位应用拔罐法治疗。此外，中风患者因长期卧床而易出现感冒、咳嗽、胃脘痛、便秘等病症，也可运用拔罐对症处理。

现代研究发现，火罐吸拔于特定部位后，该部位的皮肤连同皮下组织被吸到罐内，火罐可以间接吸拔起皮下筋膜组织，对全身的筋膜起牵张作用。火罐可以通过调节筋膜组织的张力变化而有效改善这些筋膜的挛缩，对改变人体肌肉和筋膜张力的平衡具有一定的作用。中风患者肌肉和筋膜的张力不平衡，受累肌肉和筋膜会出现不同程度的挛缩，拔罐可以促进其尽早康复。

2. 拔罐常用的吸附方法

（1）闪火法：用镊子夹95%的乙醇棉球，点燃后在罐内绕1～3圈再抽出，并迅速将罐扣在应拔的部位上。

（2）投火法：用乙醇棉球或纸片，燃着后投入罐内，乘火最旺时，迅速将火罐扣在应拔的部位上即可吸住。此法适宜在侧面横拔。

（3）抽气吸法：多用抽气筒套在塑料罐活塞上，将空气抽出，使其产生负压，即能吸拔在选定的部位上。

（4）水吸法：此法一般适用于竹罐。即将竹罐倒置在沸水或药液之中，煮沸1～2分钟，然后用镊子夹住罐底，颠倒提出液面，甩去水液，乘热按在皮肤上，即能吸住。

3. 常用部位和穴位 风中经络或中脏腑急性期过后，即可用拔罐疗法康复，选取部位可因患者具体情况而定。风中经络可以选择病患受累肢体肌肉较丰厚部位，中脏腑恢复期和后遗症期，常选用腰背部。

腰背部常选用督脉和足太阳膀胱经腧穴，如大椎、至阳、腰阳关；天宗、心俞、膈俞、肝俞、脾俞、胃俞、肾俞等。

4. 操作方法

（1）腰背部拔罐：患者取俯卧位，选择督脉经穴大椎、至阳、中枢、和腰阳关穴，用玻璃罐、抽气罐或竹罐，采用闪火法、抽气吸法或水吸法进行吸拔，留罐时间 10 ～ 15 分钟。

若体型较胖，全身情况较好，实证、寒证较明显的患者，除督脉经穴拔罐外，还可加拔足太阳膀胱经，即沿脊柱两侧自风门穴，沿肩胛骨内侧缘起至两侧骶髂关节处依次吸拔，两罐底间隔约 5cm，留罐时间 10 ～ 15 分钟。

大椎穴位于第七颈椎棘突下，是督脉和手三阳经的交汇之处，具有温阳通督、醒神开窍的作用；至阳穴位于第七胸椎棘突下凹陷中，为督脉上阳气最盛之处，能宣发周身阳气，起到疏通经脉、宽胸利膈、调节脏腑功能的作用，对缓解脊背强痛、咳嗽、气喘、胸胁胀痛等症状也有较好疗效。中枢穴位于第十胸椎棘突下，为脊中转枢之处，腰阳关穴位于第四腰椎棘突下，吸拔两穴对中风后腰背部酸痛、胃痛等均有较好的缓解作用。

督脉为阳脉之海，脊髓为人体的低级神经中枢，31 对脊神经分别从相应的脊髓节段发出，每一支神经又有分支到相应的器官，支配人体的相关肌肉和内脏。中风患者在恢复期和后遗症期进行背部督脉及两侧背俞穴吸拔，不仅能缓解局部酸胀疼痛等不适，有效调整相关的脏腑功能，还能提高患者抗病能力，促进其整体康复。

（2）四肢部拔罐：患者取仰卧位或俯卧位，根据病情需要选用相应的穴位。如瘫痪上肢疼痛，可选肩前、曲池或阿是穴；下肢疼痛，可选委中、承山或阿是穴，选择适度大小的玻璃罐、抽气罐或竹罐吸拔，留罐时间 10 ～ 15 分钟。或者采用针罐法，即先用 1.0 ～ 1.5 寸毫针，按常规刺法进行针刺，针刺得气后留针，再以针为中心，将玻璃罐拔于其上，留置 5 ～ 10 分钟，然后起罐起针。本法具有针和罐的双重作用，可以更好地促进患者康复。

（3）腰背部走罐法：对因体型或其他原因不能长时间俯卧的患者，可采用腰背部走罐法。即选用口径较大的玻璃罐，罐口要平滑，先在罐口或欲拔罐部位涂抹适量的凡士林、精油、橄榄油或冬青膏等油膏类的润滑剂，用闪火法将罐吸定于肩胛骨内侧缘，然后用右手握住罐子，上下往返慢慢推移火罐。至皮肤潮红或者紫红时，将罐取下。操作时，如果火罐吸起皮肤过多，可取掉火罐后重新吸拔，以免吸力过大引起疼痛。

（4）四肢部闪罐法：对中风后出现四肢肌肉和关节疼痛、麻木或功能减退等症状，又不适合留罐较长时间的患者，可采用闪罐法。即将罐拔住后，又立即取下，再迅速拔住，如此反复多次地拔上起下，起下再拔，直至皮肤潮红、充血或瘀血为度。

三、注意事项

1. 注意选择适当的体位、部位及大小适宜的罐，操作正确、熟练。

2. 正确处理水泡。如果出现水泡，应在起泡的周围皮肤涂沫适量的消毒液，如龙胆紫或 75% 酒精消毒。如果水泡过大，可用一次性消毒注射器抽取泡内液体，然后消毒皮肤，嘱患者 24 小时内不要沐浴，以防止感染。

3. 皮肤过敏、溃疡、水肿和大血管分布部位不宜拔罐。

4. 起罐时，应先减去负压，不可强行猛拔。

5. 拔罐法主要是应用真空负压的原理，将罐内的气体排出后，外界大气压会把罐体固定在皮肤上，因此，要求罐口光滑，接触皮肤的面要均匀，不能有毛刺或尖锐的边缘以免划伤皮肤。

第五节　热敷疗法

一、概述

1. 定义　热敷是中医临床常用的一种辅助治疗方法，根据病情将相应的药物装入袋内，煎汤用毛巾热敷或炒热置于患部，旨在通过透皮吸收的原理将药物的治疗作用通过皮肤渗透，前者称湿热敷，后者称干热敷。

湿热敷：将中药装入布袋，扎紧袋口放入锅内，加适量清水煮沸 10 ～ 15 分钟，取其汤汁，趁热将毛巾浸透后拧干，根据治疗部位的需要折成方型或长条形敷于患处，毛巾凉后即行更换。一般换 2 ～ 3 次即可，一日敷 1 ～ 2 次。敷前可在患部先行手法治疗，以增强疗效。

干热敷：将中药炒热装袋，或用布包好后置于微波炉中加热 2 ～ 3 分钟，趁热将布袋置于腹部、腰背部或相应的治疗部位，可根据病情移动布袋位置。一般每次敷 20 ～ 30 分钟，一日 1 ～ 2 次。

2. 特点　热敷作为中医的一种外治疗法，主要是通过皮肤透药的方式，起到祛风散寒、行气活血、温经通络的作用。既可利用局部的温热效应，又可利用药物的渗透达到治疗目的，主要作用在腰背及四肢部，方法安全，不良反应少，患者可在医院热敷。若没有皮肤过敏现象，可以培训家属进行，有效节约康复治疗的成本。

二、临床应用

1. 主要功效 无论是干热敷，还是湿热敷，均可起到祛风散寒、行气活血、温经通络的作用。常在推拿手法操作后，在局部皮肤毛孔开放时进行，有时可配合轻拍法，以增加热量的渗透作用，热敷后局部可再涂少许红花油、冬青油等以增强疗效。中风病若长期卧床，常会出现肩背、腰臀及四肢酸痛等症状，可于腰背部及四肢疼痛部位进行热敷治疗，能有效缓解疼痛。

2. 临床常用的湿热敷药物 主要选用益气养血、活血化瘀、行气止痛、温阳散寒、健脾除湿等类药物，如当归、川芎、牛膝、乳香、没药、木瓜、桂枝、紫草、伸筋草、透骨草、路路通、苏木、桑枝、虎杖根、杜仲、续断、威灵仙等。药物的组成和剂量可根据患者病证虚实情况辨证应用。中风患者的体质较虚弱，证候错综复杂，通常可用以下处方对症处理相关问题：

（1）肩背疼痛，可用湿热敷方：红花 10g，桂枝 15g，乳香 10g，没药 10g，苏木 50g，香樟木 50g，宣木瓜 10g，老紫草 15g，伸筋草 15g，钻地风 10g，路路通 15g，千年健 15g 等。

（2）肢体酸楚疼痛或麻木，可用简化的处方：香樟木 50g，豨莶草 30g，桑枝 50g，虎杖根 50g 等。

（3）中风病人长期卧床，消化吸收功能较差，可以在腹部干热敷。临床上，我们通常可用食盐 500g，用布包好后置于微波炉中加热 2 ～ 3 分钟，趁热将布袋置于患者胸腹部，可上下移动布袋位置。或用枳壳 30g，莱菔子 30g，大皂角 1 条，食盐 15g。共研为末，用白酒炒，使其温热，即用布包好，乘热敷于胃脘处。一般每次敷 20 ～ 30 分钟，一日 1 ～ 2 次。

三、注意事项

1. 热敷时须暴露患处，故室内要保持温暖，避免感受风寒。

2. 毛巾须消毒干净，避免发生交叉感染。

3. 毛巾须折叠平整，使热量均匀透入，热敷温度要以患者能够忍受为度，避免烫伤皮肤，尤其是对皮肤感觉迟钝者。

4. 热敷时可隔着着毛巾使用拍法，但热敷后局部不能再用按揉等其他手法，以免损伤皮肤。干热敷可隔着衣服操作，但衣服必须是棉织品，以免损坏衣物。

第六节　熏洗疗法

一、概述

1. 定义　熏洗疗法是以中医药基本理论为指导，将中药煎煮后，先用蒸汽熏蒸，再用药液淋洗、浸浴全身或局部患处，使药物的有效成分被人体的皮肤、孔窍、腧穴等部位直接吸收，进入血络经脉，输布全身，引起整体效应和局部效应，从而达到防病治病和促进康复的一种方法。

2. 特点　中药熏洗疗法简单易行，疗效确切，被广大中风病患者所接受。主要特点如下：

（1）*治疗范围广泛*：熏洗疗法作用于体表、全身及孔窍，对中风患者的偏瘫、截瘫、半身不遂有着很好的疗效。

（2）*疗效显著*：熏洗疗法有特殊的治疗作用，尤其在治疗中风患者时，能直达病所，较内服药物有一定的优势，且疗效显著。

（3）*易学易用，容易掌握*：经过短期学习培训，即可掌握具体操作方法、应用范围及注意事项；对于中风轻症，患者及家属可自行治疗；对于病情复杂者，可在医生的指导下治疗。

（4）*经济简便*：熏洗疗法不需要配置特殊的医疗设备，操作简单，成本较低，经济实用。

（5）*安全可靠，副作用小*：熏洗疗法是在人体局部或患处进行的治疗，可根据病人的具体情况及时调整，副作用较小。当患者在使用过程中出现过敏反应时，可以及时终止治疗，或者更换其他熏洗药物，在短时间内进行调整，是较安全的疗法之一。

二、临床应用

1. 主要功效　通过药物熏洗，可调节脏腑功能，恢复机体阴阳平衡，获得活血通络、行气止痛、消肿排脓、敛疮生肌、清热解毒、祛风燥湿，杀虫止痒等功效，有助于缓解关节及机体运动功能障碍、消除肿胀、缓解疼痛、减轻肌肉萎缩、肌腱粘连。通过改善患部血液及淋巴液循环，减轻局部组织的紧张压力，缓解皮肤、肌肉、肌腱及韧带的紧张或强直，促使早日恢复功能。

2. 常用配方

配方一

组成：独活、威灵仙、川乌、草乌、伸筋草、红花、当归、川芎、赤芍、乳香、没药。

功效：祛风除湿，舒筋活络，活血化瘀，行气止痛。

配方二

组成：野菊花、蒲公英、金银花、鱼腥草、马齿苋、紫花地丁、青黛、贯众、大青叶、土茯苓、大黄。热毒较甚兼有血瘀时，可配伍生地黄、牡丹皮、赤芍。

功效：清热解毒，凉血消肿。

配方三

组成：穿山甲、皂角刺、当归、川芎、黄芪。兼有急性化脓性感染已溃脓、烫伤感染或慢性溃疡者，加用黄柏、苦参、金银花、黄芩、生甘草，同时配伍乳香、没药、当归、黄芪。

功效：活血排脓，敛疮生肌。并能杀菌消炎，清洁创面，减轻感染，也能使患部充血，血流加速，从而改善血液循环和组织营养状况，有助于伤口愈合。

配方四

组成：荆芥、防风、蝉蜕、地肤子、白鲜皮、浮萍。有真菌感染者，可配野菊花、苦参、黄芩、土荆皮、黄柏、土茯苓、百部、蛇床子。

功效：祛风燥湿，杀虫止痒。使瘙痒减轻，皮肤肥厚变软，皮疹或增厚病变消散脱落，逐渐使皮肤恢复正常。

3. 操作方法

（1）根据具体操作流程分类

①熏洗法：将药物放入容器内，加水煎煮，过滤去渣后，药液倒入容器中（脸盆、水桶、浴盆或浴缸），将患病部位置于药物蒸汽上直接熏蒸。为了保持疗效，多在熏蒸部位之外加上塑料薄膜或布单，以避免药物蒸汽散失和温度降低过快而导致熏蒸效果降低。待药液温度降低（以不烫为度）时，将患部浸入药液中洗浴或淋洗患处。熏洗完毕后，迅速用干毛巾拭去身体或患部上的药液或汗液，用适宜物品盖住患部或身体。此法多用于全身治疗。

②溻渍法：将药物放入容器内，加水煎煮，过滤去渣后，药液倒入盆中，在盆上放置带孔横木架，将患肢放在横木架上，外盖布单或毛巾，不使热气外透，进行熏蒸，待药汤不烫时，再用消毒纱布、干净布或毛巾，蘸药汤热渍患处，稍凉时再

换热汤，连续趁热溻渍患处。此法多用于治疗四肢或头面部的疾患。

（2）根据治疗疾病的范围及熏洗部位分类

①全身熏洗法：将煎煮后的药液倒入容器（浴盆或浴池）中，先在盆内放一小木凳，高出液面 10cm 左右，令患者坐在小木凳上面，外罩塑料薄膜或布单，勿使热气外泄，使患者头部外露，进行熏洗治疗。待药液不烫时，患者浸于药液内，再淋洗、浸渍全身，以汗出为度。熏洗疗法多用于全身病症的治疗。

②局部熏洗法：根据熏洗部位的不同，可将局部熏洗法分为头面熏洗法、眼熏洗法、手足熏洗法、坐浴熏洗法。

头面熏洗法：将药物煎液倒入清洁消毒的脸盆中，先俯首与面盆保持一定的距离，趁热熏蒸面部，待药液温度适宜后，进行洗头、洗面。此法多用于治疗头面部疾病，但面部急性炎症性渗出明显的皮肤病应慎用。

眼熏洗法：将所选用的药物煎煮滤清后，倒入小杯子中，先俯首，使眼杯与眼窝边缘紧紧贴住，然后仰首，并频频瞬目，进行熏蒸。待药液温度适宜后，用消毒纱布或棉球浸药液，不断淋洗眼部。使用时，洗剂必须过滤，以免药渣进入眼内。一切器皿、纱布、棉球等必须消毒。此法对眼部有新鲜出血和恶疮者忌用。

手足熏洗法：将所选药物加水煎煮，然后将滤过的药液倒入瓷盆或木桶内，外罩布单，将患处手足与容器封严，趁热熏蒸，待药液温后浸洗手足。洗足时可以用手摩擦双足的穴位，水温以 50 ～ 60℃为宜。根据患病部位的不同，决定药液量的多少，如洗足以药液浸没两足踝部为宜。此法多用于治疗四肢病症。

坐浴熏洗法：将所需药物煎汤后去渣，趁热将药液置盆中，先熏蒸，待药液温度适宜时，浸洗肛门或阴部。药液温度以 40 ～ 50℃为宜。此法对肛门脓肿已化脓者，则应先手术切开引流后，再行坐浴熏洗疗法。

三、注意事项

中药熏洗疗法方便易行，疗效确切。然而，在具体实施时，还需在辨证论治、合理用药的基础上，采用正确、安全的熏洗方法，以免发生不良反应。

1. 确保用药安全 在选择熏洗中药时，对皮肤有刺激性或腐蚀性的药物不宜使用，如生半夏、鸦胆子等；作用峻猛或有毒性的药物，如乌头、附子等，应根据病情，严格控制用法、用量。熏洗时防止药液溅入口、眼、鼻中。

2. 注意药物煎煮方法 煎药的过程中，需注意不同的中药在煎煮方法上有一定的差别。薄荷、荆芥、藿香、佩兰、鱼腥草等药物宜后下；石决明、生附子、石膏等药物宜先煎；苍耳子、蒲黄、车前子等药物宜包煎，从而保证药物疗效的发挥。

3. 保暖避风 熏洗治疗时，冬季应注意保暖，夏季要避免风吹。全身熏洗后，皮肤血管扩张，血液循环加速，全身温热出汗，必须待汗解，穿好衣服后再外出，以免感冒。

4. 温度适宜 熏洗的具体温度应按熏洗部位、病情及年龄等因素而定。一般以不烫为宜，不可太热，以免发生皮肤烫伤。在熏洗过程中，药汤必须保持一定的温度，不宜过冷，否则不利于药物吸收。如果药汤稍凉时，可再加热，这样使用持续温热的药物进行熏洗，疗效更佳。

5. 饥饱适中 空腹、疲劳时，洗浴易发生低血糖性休克；饱腹洗浴，则影响食物消化吸收。因此，饱食、饥饿，以及过度疲劳，均不宜熏洗。

6. 熏洗禁忌 急性传染病、重症心脏病、高血压病、动脉硬化症、肾脏病等患者，忌用熏洗疗法。妇女月经期间不宜进行洗浴或坐浴。

7. 注意观察 尽管熏洗疗法安全方便，但在具体实施过程中，应注意观察患者的病情是否缓解。若患者无效或病情加重，则应立即停止熏洗，并改用其他治疗方法。若患者出现皮肤过敏，应立即停止熏洗，并给予对症处理。在全身熏洗过程中，若患者发生不适，应停止洗浴，让患者卧床休息，必要时请医生处理。

第七节　敷贴疗法

一、概述

1. 定义 敷贴疗法也称外敷法，是把具有治病作用之天然药物经加工处理后，在人体体表某一部位外敷或贴穴，通过肌肤吸收或借助穴位、经络的作用，来治疗疾病的一种外治方法，是常用的自然疗法之一。

2. 特点 敷贴疗法以取材简单、方便实用、安全有效、价格低廉、适应证广泛而著称，不仅可治疗所敷部位的病变，而且可以通过经络“内属脏腑，外络肢节，沟通表里，贯串上下”的作用，选择针对疾病的经络穴位治疗全身性疾病，是临床中最常用的治疗手段之一。

二、临床应用

1. 主要功效 通过药物外敷，可调节脏腑功能，恢复机体阴阳平衡，获得理气活血、舒筋通络、祛风化痰、清热平肝等功效，有助于纠正口眼歪斜、语言不利，恢复瘫痪肢体的运动功能，对病体的康复有一定促进作用。当然，敷贴疗法也有其局限性，常需与其他治疗方法配合应用以提高疗效，

2. 常用配方

配方一

组成：胆南星、草乌、白及、半夏各6g，僵蚕7个，姜汁适量。

用法：将胆南星、草乌、白及、半夏、僵蚕共研细末，混匀后以姜汁调成膏，外徐面颊，左歪涂右，右歪涂左。

功效：辛温开窍，疏风化痰，活络。适用于脑血栓后遗症口眼歪斜者。

配方二

组成：当归、穿山甲、石菖蒲、红花、菊花各20g，胆南昌9g，冰片3g，香油适量。

用法：将当归、穿山甲、石菖蒲、红花、菊花、胆南星分别晒干，研为细末，加入冰片混匀，香油调成膏状。然后用合香止痛膏分别敷贴于左右涌泉、委中、合谷及风池穴，每周换药2次。

功效：平肝清热，祛风化痰，活血通络。适用于阴虚血瘀、痰浊阻络型中风以肢体麻木不遂为主要表现者。

配方三

组成：当归12g，天南星8g，香油适量。

用法：将当归、天南星共研细末，混匀后用香油调成膏状，外敷于委中、腰眼、涌泉、环跳、肩髃穴。

功效：祛风化痰，活血通络。适用于脑血栓半身不遂者。

三、注意事项

1. 在医生的指导下用药　敷贴法和药物内治一样，也应根据病情的不同辨证用药。要在医生的指导下选择适宜的药物进行敷贴，方能取得良好的临床疗效。

2. 注意局部消毒及正确选穴敷药　敷药局部注意清洁消毒，以免发生感染。要注意正确选穴敷药，所取穴位不宜过多，每穴用药量宜小，敷贴面积不宜过大，时间不宜过久，以免引起不良反应。

3. 根据敷贴疗法的适应证选择　患者要根据敷贴疗法的适应证选择，严禁有禁忌证者进行敷贴治疗。敷贴疗法一般只适宜中风病恢复期及后遗症期的患者，对于

急性期病情尚未稳定者应慎用。

4. 注意外敷药物的干湿度 要注意外敷药物的干湿度，过湿容易使药糊外溢流失，若药物太干又容易脱落，一般以药糊为稠厚状有一定的黏性为度。如果所敷药糊变干，须随时更换，或加入调和剂湿润后再敷上，以增加药效。

5. 及时处理不良反应 一些刺激性较大或辛辣性的药物对皮肤有一定的刺激作用，可引起局部皮肤红肿、发痒、疼痛、起疱等不良反应；有些患者敷药后，还可能出现皮肤过敏等现象，对这些患者应及时认真处理，改用其他治疗方法。

6. 注意与其他治疗方法配合 在应用敷贴疗法的同时，可配合药物、针灸、按摩等治疗方法，以提高临床疗效。

第八节 刮痧疗法

一、概述

刮痧疗法可分为两种：直接刮痧疗法和间接刮痧疗法。直接刮痧疗法就是用工具直接刮摩人体某个部位的皮肤，使皮肤发红、充血而呈现出紫红色或暗黑色的斑点，这种方法多用于体质比较强壮而病症又属于实盛的证候。间接刮痧疗法是在施术时用一块毛巾或棉布之类隔于人体所需要刮摩的部位上，然后用工具在毛巾或棉布上进行刮摩，使皮肤发红、充血，呈现出斑点。由于有物所隔，间接作用于人体，所以其产生的刺激比直接刮痧法弱一些，这种方法多用于年老体弱患者以及患有某些皮肤病的患者。

刮痧疗法的刮摩方式有平刮、竖刮和角刮。所谓平刮，就是用刮痧板的平边着力于施刮部位上，按着一定的方向进行较大面积的平行刮摩。竖刮也是用刮痧板的平边着力于施刮的部位上进行较大面积的刮摩，所不同的是方向为竖直上下。角刮是用刮痧板的边、角着力于施刮处，进行较小面积的刮摩，如鼻沟处、听宫、听会（耳屏处）、肘窝处。

二、临床应用

1. 中风闭证 刮拭以督脉、手厥阴、足厥阴等经穴为主。选穴：大椎、大杼、膏肓、神堂。配穴：人中、十二井、太冲、劳宫、丰隆。重刮以上各经穴部位 3 ～ 5 分钟，以局部紫红色渗血为度。闭证乃肝阳亢盛，气血逆乱所致。重刮太冲，降肝经逆气，以平息肝阳。脾胃为生痰之源，取足阳明经之别络丰隆，宣通脾胃两经之气机以健脾化痰。劳宫为手厥阴心包之经穴部位，泻之以清心泻热。取十二井穴及人中，具启闭泄热，醒脑开窍的作用。

2. 中风偏瘫 刮拭以手足阳明经穴为主。选穴：大椎、大杼、神堂。配穴：肩髃、曲池至手三里、外关、合谷、环跳、阳陵泉、足三里、绝骨、解溪。重刮主要经穴部位 3 分钟左右，刮拭其他经穴部位 3 ～ 5 分钟，中等强度。阳主动，肢体运动障碍，其病在阳，故本方以阳经穴位为主，阳明为多气多血之经，阳明经气血通畅，正气得以扶助，则运动功能易于恢复，故在三阳经中又以阳明经穴为主，目的在于加强疏通经脉，调和气血，促进康复。

3. 中风康复 患者取坐位或俯卧位，全身放松，暴露背部皮肤，在脊柱及其两侧涂抹红花油，让刮痧板与皮肤保持 45°角，由家属或自己分别循背部督脉及双侧足太阳膀胱经，由下向上均匀用力，缓慢刮拭 5 分钟，每日 1 次，10 天为 1 个疗程，休息 5 天后开始下 1 个疗程。

三、注意事项

使用刮痧疗法，除了让皮肤上发红充血，出现斑痧点外，刮摩能否应对疾病，还要看刮摩过程中能否“得气”，即刮摩过程中是否会产生酸、胀、麻、重、沉等感觉反应，这种感觉反应呈放射性、扩散性。能“得气”，说明刮摩后产生了应有的治疗效应，疾病可以好转或痊愈，反之则无用。能否“得气”是由刮摩方法、次数、时间长短、次数多少等因素决定的。

第九节　沐浴疗法

一、概述

沐浴疗法是指将身体或患病局部以水浸泡或用药液洗浴，从而达到预防和治疗疾病目的的一种方法。

沐浴疗法种类很多，可按温度分为冷水浴、热水浴、温水浴等。按作用部位分为全身浴、局部浴等。洗浴疗法具有操作方便、无痛苦、安全有效等特点，可单独应用，也可与其他疗法配合实施，且易被患者接受，有推广应用的价值。

二、临床应用

1. 主要功效 沐浴疗法有很多特点，如冷水浴可兴奋神经、降低体温、刺激心血管功能、强身壮体、提高人体对外界的适应能力等；而热水浴又能促进血液循环，增强新陈代谢，具有消炎镇痛、止痒等作用。

2. 常用配方

配方一

组成：黄芪 60g，当归 30g，穿山甲 15g，地龙 30g，柴胡 30g，秦艽 20g，桂枝 20g，熟地黄 30g，牛膝 30g，红花 20g，木瓜 20g，桃仁 20g。

用法：诸药煎成约 400mL 汤剂，兑水于药浴器中 2000 ～ 4000mL，根据患者适应程度，定温度约 40℃。将患者双足置药液里，浸泡约 40 分钟，每日 1 次，10 次为 1 个疗程。

适应证：中风后肢体偏瘫麻木。

配方二

组成：川芎、川乌、草乌、花椒、红花、桂枝、伸筋草、透骨草、威灵仙各 10g。

用法：诸药煎取 2000mL，并加入酒、醋各 100mL，熏洗患手。

适应证：中风后手握固。

配方三

组成：透骨草、穿山甲（代）各 30g，片姜黄、荆三棱、莪术、汉防己、威灵仙、红花各 15g。

用法：将诸药择净，同放锅中，加清水适量，浸泡 5 ～ 10 分钟后水煎取汁，放入浴盆中，熏洗患手、患足，每次 30 分钟，每日 3 次，7 天为 1 个疗程，间隔 2 ～ 3 天行下 1 个疗程，连续 2 ～ 3 个疗程。

适应证：中风后手足肿胀。

配方四

组成：伸筋草、透骨草、红花各 30g。

用法：将诸药择净，放入搪瓷脸盆中，加清水 2000mL，浸泡 5 ～ 10 分钟后，煮沸 10 分钟后取出，放入浴盆中，药液温度以 50 ～ 60℃为宜，浸洗患肢，先浸洗手部，再浸洗足部，浸洗时手指、足趾在汤液中进行自主伸屈活动，每次 15 ～ 20 分钟，药液温度下降后可再加热，每日 3 次，连续 2 个月。手足麻木者，可加霜桑叶 250g 煎汤熏洗全身或频洗患肢。

适应证：中风后手足痉挛。

配方五

组成：制川乌、吴茱萸、炮穿山甲（代）、海蛤粉各9g，石菖蒲180g，四季葱白适量。

用法：将前四味药共研细末，葱汁适量调为稀糊状，捏成饼样，贴在患侧足心涌泉穴，纱布带束紧。将石葛蒲加清水5kg煮沸，倒入杉木桶中，中间放一木凳，将患足踏在木凳上，再用毛巾被裹住桶口，勿使热气外散，熏蒸患足。待水温适宜时，取出木凳，足浴，待身上有微汗出时去掉药饼，拭干腿足，卧床覆被，避风静养。此方宜在刚患病时立即用1次，以后每隔7天1次，一般连续3次后，手足便逐渐恢复自主活动。

适应证：中风后半身不遂。

配方六

组成：蓖麻仁10g，桃树枝、柳树枝、桑树枝、槐树枝、椿树技、茄根各30g。

用法：将诸药择净，同放锅中，加清水适量，浸泡5～10分钟后水煎取汁，放入浴盆中，待温时熏洗患处及足浴。每日2次，每次10～30分钟，连续1～2个月。

适应证：中风后半身不遂。

配方七

组成：党参、黄芪、当归、丹参、川芎、牛膝、伸筋草、透骨草、马钱子各30g，威灵仙40g。

用法：将诸药择净，同放锅中，加清水适量，浸泡5～10分钟后水煎取汁，放入浴盆中，待温时熏洗患处及足浴。每日2次，每次10～30分钟，连续1～2个月。

适应证：中风后半身不遂，肢体疼痛。

配方八

组成：桑枝30g，伸筋草30g，透骨草30g，羌活30g，豨莶草30g，益母草40g，红花30g，蓖麻仁30g，乳香20g，没药20g。

用法：取上药加水煎汤3000mL，熏洗患肢，每日2～3次，每剂熏洗2天，7剂为1个疗程。

适应证：中风后肩手综合征。

三、注意事项

心力衰竭、肾功能衰竭、呼吸功能衰竭、内脏出血、肌肤破损出血者，不宜选用此疗法。在采用热水浴时，应测量水温，逐步适应，防止烫伤。在采用冷水浴时，不宜时间过长和水温过低。浴后应用毛巾搓擦全身皮肤，直至发红。年老体虚者，在沐浴时要有专人护理，以免发生意外。

第十节　药枕疗法

一、概述

药枕疗法是将具有芳香开窍、益智醒脑、镇静安神、活血通脉等药物经过加工后，置于枕芯之内，或将药物直接做成睡枕使用，以达到防治疾病、延年益寿的独特治疗方法。

药枕疗法在我国流传很久，早在晋代葛洪的《肘后备急方》中就有将大豆装入枕内，制成豆枕，用以治疗失眠症的记载。唐代“药王”孙思邈在《备急千金要方》中记载有“治头项强不得顾四方，蒸好大豆一斗，令变色，纳囊中枕之”。中医认为，脑为髓之海，与全身紧密相连。药枕重要的施治部位还有多处要穴，从而达到防病治病的目的。随着医学的发展，药枕的应用范围逐渐扩大，药枕的品种也逐步丰富。

二、临床应用

1. 主要功效　药枕疗法具有芳香开窍、怡神醒脑、镇静安神、活血化瘀、调整阴阳、调和脏腑功能，以及疏通经络、活跃气血等作用，且简易价廉、无副作用，配合康复训练、针灸、药物等治疗，有助于中风病患者的康复。

2. 常见中风药枕方

药枕方一

配方：杭菊花、茶叶、野菊花、辛夷各500g，薄荷、红花各100g，冰片50g。

功效：清肝通络。

制用法：上药除冰片外共研细末，再加冰片，装入药枕，令患者枕之。

药枕方二

配方：磁石适量。

功效：安神通络。

制用法：上药制成药枕，令患者枕之。

药枕方三

配方：菊花1000g，丹皮、白芷各250g，川芎450g，薄荷、红花各100g，茯神50g，钩藤70g。

功效：安神通络，清热降压。

制用法：上药共研细末制成药枕，令患者枕之。

药枕方四

配方：当归、羌活、藁本、制川乌、附子、白芍、红花、地龙、血竭、石菖蒲、灯芯草、桂枝、丹参、防风、莱菔子、威灵仙各400g，乳香、没药各100g，冰片50g。

功效：活经通络，清热安神。

制用法：上药除冰片外共研细末，再加冰片制成药枕，令患者枕之。

药枕方五

配方：磁石200g，菊花、决明子各50g，当归、川芎、白芍、红花、地龙、石菖蒲、细辛、桂枝、丹参、防风、莱菔子、吴茱萸、威灵仙各40g，冰片50g。

功效：活经通络，清热安神。

制用法：上药除冰片外共研细末，再加冰片制成药枕，令患者枕之。

药枕方六

配方：当归、川芎、白芍、地龙、血竭、灯心草、桂枝各50g，丹参、防风、黄芪、桑枝各35g，冰片5g，细辛3g。

功效：活经通络，祛风化痰。

制用法：上药除冰片外共研细末，再加冰片制成药枕，令患者枕之。

药枕方七

配方：明矾250g，菊花、旋覆花、丹参各200g，决明子1200g，磁石500g

功效：活血通络，祛风化痰。

制用法：上药共研细末制成药枕，令患者枕之。

药枕方八

配方：菊花、蚕砂、灯心草、石菖蒲、夏枯草各180g。

功效：平肝降压，祛风清热。

制用法：上药共研细末制成药枕，令患者枕之。

药枕方九

配方：菊花 100g，丹皮、川牛膝、夏枯草、红花、白芍各 30g，磁石、牡蛎各 70g。

功效：平肝潜阳，息风通络。

制用法：上药共研细末制成药枕，令患者枕之。

三、注意事项

1. 根据患者自己的病情及身体状况，选择适当的药枕和药方。如辨证属寒凝者，可用温通散寒之药；辨证属血瘀者，可用活血化瘀之药。总之，要因人而异，因时而异，因地而异。

2. 药枕作为中风患者的辅助治疗方法，起效较慢。对患者来说，要耐心坚持，只有长期使用方有成效。

3. 每天早上喝 1 杯温开水，以防芳香类药物耗伤阴液。

4. 在使用药枕过程中，如出现皮肤过敏、小水疱、恶心、呕吐、头痛等症时，应立即停止使用。

5. 需选用透气性良好的布料做枕皮、枕心。

6. 放入枕的药物应干燥、洁净。

7. 药枕气味散失后，应重新装入药物，更换枕心。

8. 病人每天垫用 6 小时以上，3 个月为 1 个疗程。

参考文献

[1] 吴勉华，王新月 . 中医内科学［M］. 北京：中国中医药出版社，2012.

[2] 王新志，韩群英，陈贺华，等 . 中华实用中风大全［M］. 北京：人民卫生出版社，1996.

[3] 中华人民共和国卫生部 . 中药新药临床研究指导原则（试行）［M］. 北京：中国医药科技出版社，2002.

[4] 张红星，艾宙 . 中风病的中医治疗与康复指南［M］. 北京：中国中医药出版社，1998.

[5] 金炫 . 针灸治疗中风病的文献资料分析［J］. 中华中医药学，2008，2（9）：2016.

[6] 王华兰 . 推拿治疗学［M］. 上海：上海科学技术出版社，2011 .

[7] 张诚毅，刘修利 . 詹黄张 . 按摩学概述［M］. 成都：四川科学技术出版社，2013.

[8] 王刚，王文忠 . 脑卒中患者的家庭养护［M］. 北京：科学技术文献出版社，2014.

[9] 徐延生，吴文胜，张立国 . 中风病的预防与康复［M］. 黑龙江：黑龙江科学技术出版社，2007.

[10] 高莉萍，邱波．传统康复治疗学［M］．上海：复旦大学出版社，2009.
[11] 周世民．中医传统康复疗法［M］．北京：中国中医药出版社，2006.
[12] 王陈妮．针灸治疗中风偏瘫的临床研究进展［J］．甘肃中医，2007，20（3）：35.
[13] 刘健，樊小农，王舒．石学敏院士学术思想对中风病治疗的贡献［J］．中国针灸，2014，34（1）：80.
[14] 张少芸，皮敏，陈鹏典，等．调任通督针刺法治疗缺血性中风后轻度认知障碍临床研究［J］．新中医，2015，47（7）：255.
[15] 赵永华，秦黎虹，汪泓，等．养阴通督针刺法治疗中风偏瘫疗效观察［J］．中医药临床杂志，2007，19（6）：599.
[16] 戴伟．“四关”穴初探［J］．安徽中医临床杂志，2003，15（3）：249.
[17] 林润煜．“大接经法”对脑卒中风痰瘀血痹阻脉络型患者的临床研究［D］．南京中医药大学，2009（6）：16.
[18] 朱琏．井穴的临床应用［J］．中国中医药现代远程教育，2004，2（8）：31.
[19] 管遵惠．子午流注取穴与循经取穴治疗中风病对比观察［J］．云南中医学院学报，1983（2）：6.
[20] 李群，王祖红，叶建，等．舌针为主治疗中风临床观察［J］．中国针灸，2005，25（11）：820.
[21] 陈文平．耳针合体针治疗中风后呃逆36例［J］．世界最新医学信息文摘，2015，15（15）：178.
[22] 张洪铭，王鹏琴．眼针治疗中风后遗症［J］．实用中医内科杂志，2015，29（7）：139.
[23] 刘红云，童富淡．蜂毒的研究进展及临床应用［J］．中药材，2003（26）：456.
[24] 伦新，李万瑶，林剑鸣．蜂针治疗强直性脊柱炎30例［J］．四川中医，2000，18（2）：41.
[25] 李卫东，陈得著，刘建华．蜂针对穴围刺配合中药外敷治疗痛风临床观察［J］．上海针灸杂志，2008，27（8）：15.
[26] 张金禄，刘喜德，叶丽红，等．蜂针针法研究［J］．上海针灸杂志，2010，29（5）：322.
[27] 王瑞峰，王新明．颞三针为主治疗中风偏瘫50例［J］．中国民间疗法，2012，20（12）：12.
[28] 田小文，张全明．智三针为主针刺治疗中风后抑郁症临床疗效评价［J］．上海针灸杂志，2011，30（10）：663.
[29] 王宁，李志峰，吴海红．火针疗法治疗中风后痉挛性偏瘫的临床疗效观察［J］．针刺研究，2015（4）：304.
[30] 刘华，刘仲杰，施土生．刺络放血法治疗中风偏瘫麻木症疗效观察［J］．中国针灸，

2006（5）：337.

[31] 唐英，严晓慧. 刺络拔罐放血法治疗中风偏瘫 56 例分析 [J]. 中医药学刊，2005（1）：124.

[32] 郭义，周智良，周国平，等. 中风初起的急救措施——手十二井穴刺络放血法的临床与实验研究 [J]. 上海针灸杂志，1997（2）：13.

[33] 朱慎勇. 夹脊穴埋线治疗中风偏瘫临床观察 [J]. 中医药临床杂志，2007（4）：395.

[34] 孙远征，于佳妮. 原络配穴埋线治疗中风后心肾不交型失眠 40 例 [J]. 针灸临床杂志，2013（1）：33.

[35] 陈立昌，李善华. 穴位埋线治疗中风后癫痫疗效观察 [J]. 上海针灸杂志，2013（5）：340.

[36] 夏平，张平，李绍平，等. 当归的药理作用研究进展 [J]. 时珍国医国药，2004，15（3）：164.

[37] 张莉莎，林炳茂. 十二井穴麦粒灸法治疗中风偏瘫疗效观察 [J]. 中外医学研究，2011（15）：74.

[38] 乔秀兰，靳文学，王竹行，等. 神阙穴隔物灸治疗中风后尿潴留的临床研究 [J]. 中国中医急症，2013（9）：1496.

[39] 管遵惠. 表解子午流注. 全国第一届针灸临床研究会学术会议资料. 南京，1986.

[40] 蔡添发. 腹针配合体针治疗中风后遗症偏瘫的临床观察 [D]. 山东中医药大学，2004.

[41] 高凡. 腹针治疗中风后偏瘫痉挛状态的临床研究 [D]. 广州中医药大学，2013.

[42] 武娜. 腹针结合康复训练治疗缺血性中风偏瘫痉挛状态的疗效研究 [D]. 山西中医学院，2014.

[43] 陈家泽. 火针治疗中风后遗症的临床观察 [D]. 广州中医药大学，2005.

[44] 胡俊霞，冯毅. 火针点刺治疗中风恢复期肢体运动障碍的临床观察 [J]. 陕西中医，2014（9）：1232.

[45] 刘婉玲. 耳尖放血结合电针治疗中风后失眠疗效观察 [D]. 广州中医药大学，2014.

[46] 郑晓斌. 刺络放血法治疗中风失语的临床观察 [D]. 广州中医药大学，2005.

[47] 阮建国. 手足十二井穴放血治疗中风（脑梗死）的理论与临床研究 [D]. 南京中医药大学，2014.

[48] 程慧. 穴位埋线配合功能训练治疗中风后吞咽障碍的临床研究 [D]. 广州中医药大学，2008.

[49] 沙政平 . 埋线治疗中风后抑郁症的疗效观察 [D]. 广州中医药大学，2010.

[50] 罗丹娜 . 背俞穴埋线配合针刺治疗中风偏瘫临床疗效观察 [D]. 广州中医药大学，2010.

[51] 王小丽 . 穴位注射颈夹脊穴治疗缺血性中风的临床研究 [D]. 湖北中医学院，2007.

[52] 余欣欣 . 直接灸夹脊穴治疗中风后痉挛性瘫痪临床疗效观察 [D]. 广州中医药大学，2014.

[53] 黄道恭 . 井穴麦粒灸结合针刺治疗中风后痉挛性偏瘫的临床研究 [D]. 广州中医药大学，2012.

[54] 吴月华 . 灸五脏俞治疗中风后肢体麻木的疗效观察 [D]. 广州中医药大学，2014.

[55] 郭建军 . 刺络放血法治疗中风后肩手综合征的临床疗效观察 [D]. 湖南中医药大学，2009.

第四章 现代康复治疗技术

第一节 物理因子治疗

一、概述

（一）定义

物理因子治疗又称为理疗，是指应用天然物理因子（日光、大气、海水、矿泉、香花、泥土、热沙、高山、石洞、森林等）或人工物理因子（力、电、光、声、磁、热、冷等）作用于人体，以达到疾病的预防、治疗、康复与保健目的的方法。习惯上又把应用天然物理因子的方法，称为疗养学。而狭义的物理因子治疗，通常指应用电、光、声、磁、热等人工物理因子的治疗方法。

（二）作用机制

物理因子治疗的作用机制主要有以下几个方面：

1. 共同性

（1）生理学作用：如改变组织细胞和体液内离子的比例和微量元素含量，引起体内某些物质分子（如蛋白质分子、水分子等）结构变化，影响各种酶活性，调节物质代谢，使体内产生生物学高活性物质，增强血液和淋巴液循环，改变生物膜、血管、皮肤、黏膜和其他组织通透性，引起组织温度改变，调节神经－内分泌信息控制系统功能，加强单核－巨噬细胞系统功能等。

（2）治疗作用：物理因子作用于机体局部时，可直接引起局部组织的理化特性、生理学及病理学改变，包括组织形态、局部温度、离子移动、自由基形成等变化，产生各种治疗作用，如紫外线照射皮肤可引起光化学作用，而红外线照射皮肤则产生光热作用。

2. 特异性 物理因子作用于人体后，在引起共同性效应的同时，还可以引起特异性效应。这种效应是由于不同物理因子可以选择性作用于不同细胞、组织和器官。如紫外线优先作用于外胚层组织及表皮、皮肤神经末梢感受器；超短波优先作用于结缔组织、巨噬细胞系统，并可较明显地作用于血管系统、自主神经－内分泌信息控制系统、骨组织等；直流电优先作用于周围神经末梢感受器和周围神经纤维；正弦调制中频电流，可使疲劳肌肉中 RNA 含量升高，并能增强大脑皮质、椎体神经细胞、核内脱氧核糖核酸相关蛋白的荧光强度。

二、临床应用

（一）分类

1. 电疗法

（1）直流电疗法：是使用低电压的平稳直流电通过人体一定部位以治疗疾病的方法，是最早应用的电疗之一。一般应用低电压（30 ～ 80V）、小强度（小于 50mA）的平稳直流电作用于人体。目前，单纯应用该疗法较少，但它是离子导入法和低频电疗法的基础，对静脉血栓、肿瘤、骨折愈合、陈旧性缺血性溃疡等疾病有显著疗效。

（2）低频电疗法：采用频率为 1000Hz 以下的脉冲电流作用于人体来治疗疾病的方法，包括直流电疗法、感应电疗法、经皮神经电刺激疗法、神经肌肉电刺激疗法、功能性电刺激疗法等。

（3）中频电疗法：采用频率为 1 ～ 100kHz（千赫兹）的脉冲电流治疗疾病的方法，包括等幅正弦中频电疗法、调制中频电疗法、干扰电疗法等。

（4）高频电疗法：采用频率为 100 ～ 30000MHz 以上，波长为 3000m ～ 1mm 的高频电流或其所形成的电场、磁场或电磁场治疗疾病，包括短波疗法、超短波疗法、微波疗法（分米波、厘米波、毫米波）等。

2. 光疗法 利用人工光源或自然光源防治疾病的方法。根据光线的波长及产生方式的不同，分为红外线疗法、可见光疗法、紫外线疗法和激光疗法。

3. 超声波疗法 采用频率在 20kHz 以上，不能引起正常人听觉反应的机械振动波治疗疾病，其应用有单纯超声波疗法、超声雾化吸入疗法、超声药物透入疗法等。

4. 磁疗 包括静磁场疗法、动磁场疗法、磁处理水疗法等。

5. 冷、热疗 包括石蜡疗法、传导热疗法、寒冷疗法等。

6. 水疗 主要有局部水疗法和全身水疗法。

7. 其他疗法 如压力疗法、冲击波疗法、生物反馈疗法等。

（二）治疗作用

1. 消炎作用 由各种原因引起的急慢性炎症都是理疗适应证，可根据不同的炎症特点，采用不同的理疗方法进行治疗。对于急性化脓性炎症，表浅者，可用紫外线照射或抗生素离子导入治疗；较深部位，可用超短波、微波等治疗。对于慢性炎症，则可采用温热疗法、磁场疗法或低、中频电疗法。

2. 镇痛作用 引起疼痛的原因很多，如损伤、炎症、缺血、痉挛等，甚至精神因素也可导致疼痛。应用物理因子进行镇痛治疗，要根据病因有针对性地选用。炎症性疼痛，以抗炎性治疗为主（参照上述内容）；缺血性和痉挛性疼痛，宜用温热疗法；神经性疼痛，较浅表的可选用普鲁卡因等麻醉类药物做离子导入治疗，较为深部的可选用脉冲电疗或低、中频电疗法。镇痛的效果与治疗方法的选择、剂量、治疗部位等都有密切关系，应根据患者情况进行具体分析。

3. 缓解痉挛 温热疗法能有效缓解痉挛，如温水浴、热敷、红外线。按照作用部位来分，作用于深部组织的有短波、超短波、微波疗法，作用于浅部组织的有石蜡疗法、红外线疗法、热敷等。

4. 兴奋神经、肌肉组织 低、中频电疗，运用不同参数能引起运动神经及肌肉兴奋性，用于治疗周围性神经麻痹、肌肉萎缩，或增强肌力。

5. 镇静与催眠 具有镇静、催眠作用的理疗方法有电睡眠疗法、镇静性电离子导入疗法、颈交感神经节超短波疗法、静电疗法、磁场疗法等。

6. 软化瘢痕、消散粘连 石蜡疗法、超声波疗法、音频电疗法、直流电碘离子导入疗法等均可改变结缔组织的弹性，提高延展性，有助于软化瘢痕和消散粘连。

7. 抗菌作用 杀菌效果最强的物理因子是紫外线，对金黄色葡萄球菌、溶血性链球菌、绿脓杆菌等均有杀灭作用，且以 254 ～ 257nm 光谱杀菌效力最强。

8. 其他 合理运用相应的物理因子，还能起到加速伤口愈合（如小剂量的紫外线照射）、加速骨痂形成（如直流电、动态干扰电、脉冲磁场等）、提高机体免疫力等作用。

（三）具体应用

1. 直流电药物离子导入疗法

（1）作用特点：将方向固定不变、强度也不随时间改变而发生变化的电流作用于人体来治疗疾病的方法，称为直流电疗法。直流电药物离子导入法是利用直流电将药物离子经皮肤、黏膜或伤口导入体内以治疗疾病的方法。

（2）设备：直流电疗机，能输出 100V 以下、0 ～ 100mA 的直流电；输出插口应标明（+）（–）极性。

（3）治疗技术：

①主电极和副电极的应用：在做直流电治疗时，为加强阴极或阳极的作用，可选择两个面积大小不同的电极。其中，小电极称为主电极或刺激电极，一般放在治疗的局部；大电极称为副电极或无刺激电极，一般放在颈、背、腰骶等较平坦且电

阻较小的皮肤上。

②拟导入药物的选择：一般选择易溶于水、易于电离电解的药物，如氢化可的松膏剂不能使用，而注射用氢化可的松可以用来进行药物离子导入；拟导入药物的有效成分和极性必须明确，药物不易被酸碱破坏；药物成分纯，不得同时应用几种药物；一般采用蒸馏水、无离子水、乙醇、葡萄糖溶液等作为溶剂。

③电极的放置方法：分为对置法和并置法。

对置法：一个电极置于病灶的一侧，另一个电极置于病灶的对侧，适用于局部和病变部位较深疾病的治疗，如膝关节内外侧对置。

并置法：两个电极置于患者身体的同一侧，适用于治疗周围神经、血管、长型肌肉的病变，如下肢前面的并置。

④治疗剂量和疗程：在直流电疗法中，电流密度是电流刺激强度的指标。成人，0.05 ～ 0.1mA/cm^2，最高可达 0.5 mA/cm^2；小儿，一般为 0.02 ～ 0.03 mA/cm^2；老年人，电流密度酌减。时间每次为 15 ～ 30 分钟，每日或隔日一次，10 ～ 20 次为一疗程。

⑤基本操作方法：根据处方和治疗部位选择主、副电极和衬垫，将电极板放在温度和湿度适宜的衬垫套内。取与主电极衬垫形状、面积相近的滤纸或纱布，将其用拟导入的药液浸湿，置于与拟导入药物离子极性相同的（温湿的）电极衬垫上，然后紧密地安置在治疗部位。采用对置法或并置法安置副电极和衬垫，使衬垫紧贴皮肤。开机前向患者交代通电时所产生的各种感觉。开机前应检查电疗机输出按钮在零位，转向开关指向、导线连接的极性正确，电表倍数开关所指的量程应适合治疗量的要求。先开总开关，再开分开关，然后徐徐转动电位器逐渐增加电流量，并根据患者的感觉调至接近处方规定的 2/3 的电流强度处，过 1 ～ 2 分钟后再调至规定的电流强度。治疗完毕，缓慢向逆时针方向转动电位器，将电流调至零位，再关闭开关，取下电机板，检查皮肤有无异常。

（3）特定部位治疗方法：中风恢复期常采用头部治疗法，分为额－枕法或颞侧对置法。额－枕法是取两个 6cm×10cm 的电极分别置于额部和枕部，电流强度为 3 ～ 6mA；颞侧对置法是取两个 5cm×6cm 的电极置于头部的两颞侧，电流强度为 2 ～ 3mA。

（4）注意事项

①禁忌证：神志不清、高热、有出血倾向、恶性肿瘤、心肺肝肾功能不全、急性湿疹、孕妇腰腹部和骶尾部、皮肤破损局部、金属异物局部、置入心脏起搏器局

部及其邻近、急性传染病及对直流电不能耐受者。对皮肤感觉障碍者慎用。

②在衬垫上必须标明（+）（-）极，用于阳极、阴极的衬垫和导线必须严格区分。

③去除治疗部位及邻近的金属物，以防烧伤。

④临床上需做过敏试验的药物必须进行过敏试验，过敏的药物严禁进行离子导入。

2. 感应电疗法

（1）作用特点：感应电疗法属于低频电疗法，是应用感应电流作用于人体以治疗疾病的方法，具有防止肌肉萎缩、防止软组织粘连、止痛镇静等功效。对中风病患者可以治疗废用性肌萎缩、肌张力低下等。

（2）设备：感应电疗法的设备，主体是直流感应电流电疗机，其输出导线、金属电极板、衬垫以及电极固定用品均与直流电疗法相同。此外，还配有感应电疗专用的电极，有手柄电极和滚动电极两种。

（3）治疗技术：感应电治疗的操作方法与直流电疗法基本相同。感应电流的治疗剂量不易精确计算，一般分为强、中、小三种。强剂量，可见肌肉出现强直收缩；中等剂量，可见肌肉微弱收缩；小剂量，肌肉无收缩，但有轻微刺激感觉。常用的治疗方法有：

①固定法：两个等大的电极并置或对置在病变部位，或主电极置于神经肌肉运动点，副电极置于有关神经肌肉节段区。

②移动法：手柄电极或滚动电极在运动点、穴位或病变区移动时，另一片状电极置于相应的部位固定。

③电兴奋法：两个运动电极在兴奋点、穴位或病变部位来回移动，或暂时固定某点作短暂刺激，可采用中等至强刺激量。

3. 功能性电刺激

（1）作用特点：功能性电刺激（function electrical stimulation，FES）是使用低频脉冲电流刺激失去神经控制的肌肉，使其收缩，以替代或矫正器官及肢体已丧失的功能。中风病康复中应用较多的是偏瘫患者垂足畸形的治疗。

（2）设备：FES 治疗仪有多种，在医疗机构中使用的一般是大型精密的多通道仪器，其电极的放置和仪器操作较复杂。此外，还有一种便携式机器，一般为单通道或双通道输出，患者携带方便。

（3）治疗技术：功能性电刺激不仅能刺激运动神经和肌肉，还能刺激传入神经，对促进中风患者功能重建具有重要作用。常用的治疗方法有：

①足刺激器：主要针对偏瘫患者。辅助患者站立和步行时，最早应用单侧通道刺激，以纠正足下垂。刺激器系在患者的腰部，刺激电极置于腓神经处，触发开关设在鞋底跟部，患者行走时足跟离地，开关接通，位于足跟部的刺激盒发出低频脉冲电流，通过刺激腓神经或胫骨前肌，使踝背屈。当患者足跟着地时，进入站立相，开关断开，刺激停止，如此反复。

②抓握刺激器：将刺激电极放置在偏瘫患者的桡神经处，患者抓物品时触动开关，刺激桡神经，使伸肌肌群伸展，手掌抓握物品。

③电兴奋法：两个运动电极在兴奋点、穴位或病变部位来回移动，或暂时固定某点做短暂刺激时，可采用中等至强刺激量。

④肩关节刺激器：中风病患者常见冈上肌、三角肌无力所导致肩关节半脱位，传统治疗多用支具、吊带来托住上肢，但这会限制上肢的活动。FES 可以替代支具、吊带治疗肩关节半脱位。一般采用双相方波刺激冈上肌和三角肌后部，频率为 20Hz，波宽 0.3ms，通断比 1∶3，逐渐增大电流强度和治疗时间。5 天后，患者可以耐受连续 6 ～ 7 小时刺激，以后再逐渐延长通电时间。

（4）注意事项

①禁忌证：带有心脏起搏器者，意识不清、肢体骨关节挛缩畸形、下运动神经元受损、局部对功能性电刺激无反应者。

②此法只有与其他疗法，如运动训练、心理治疗相结合，才能取得好的效果。

③治疗成功的关键是操作者应准确掌握刺激点的解剖、生理等知识。

4. 神经肌肉电刺激疗法

（1）作用特点：神经肌肉电刺激疗法（newro muscular electrical stimulation，NMES）是应用低频脉冲电流刺激骨骼肌或平滑肌以恢复其运动功能的方法。根据其作用原理，实际上应用各种低、中频电流刺激神经肌肉的方法都属于 NMES，只是使用的电流方式及其参数和达到的治疗目的有所不同。根据治疗目的不同，可以分为正常肌肉电刺激疗法、失神经支配肌肉电刺激疗法、痉挛肌电刺激疗法、平滑肌电刺激疗法等。以下重点介绍中风患者痉挛肌电刺激疗法。

（2）设备：痉挛肌电刺激仪，电极和衬垫与感应电疗相同，电极面积为 15 ～ 25 m^2。

（3）治疗技术

①电极放置：一路两个电极分别放置于痉挛肌两端肌腱处，另一路两个分别置于其拮抗肌肌腹的两端，分别固定好。

②输出的调节：先后调节两路电流输出，电流强度以出现肌肉明显收缩为宜。

③治疗时间与疗程：每次治疗 10 ～ 15 分钟，每日 1 次。起初痉挛肌松弛 24 ～ 48 小时，随着痉挛肌松弛时间的延长，可每 2 ～ 3 天治疗 1 次，疗程较长。

（4）注意事项

①禁忌证：有出血倾向、急性化脓性炎症、严重心功能衰竭、感觉过敏、置入心脏起搏器者等禁用。

②痉挛肌电刺激疗法对于肌萎缩侧索硬化症、多发性硬化的进展期，或治疗后出现痉挛持续加重者，均不适合。

5. 中频电疗法

（1）作用特点：具有促进血液循环、兴奋神经肌肉、软化瘢痕、松解粘连的作用。中风患者后期出现废用性肌萎缩、肌痉挛、血栓性静脉炎等，均可采用中频电疗法治疗。

（2）设备：根据治疗需要，选择具有相关波形和参数的中频电疗机，包括等幅正弦中频电疗仪、调制中频电疗仪、电脑中频治疗仪、音乐电流仪等。仪器有相应的电极、衬垫、导线、耳机、磁带等配件。

（3）治疗技术：治疗前，应根据治疗目的与部位选择电极。仪器电输出调零后开机。暴露治疗区皮肤，采取并置法或对置法或交叉并置法，电极紧密平整接触皮肤。选择恰当处方，缓慢调节刺激强度、治疗剂量以及感觉阈或运动阈描述；治疗中可根据需要调节强度。治疗结束后，输出调零，取下电极后检查治疗部位皮肤并关机。

（4）注意事项

①禁忌证：急性感染性疾病、肿瘤、出血性疾病、严重心力衰竭、肝肾功能不全、局部有金属异物、心前区、孕妇腰腹部、置入心脏起搏器者禁用。

②治疗前，需将治疗中的正常感觉和可能的异常感觉告知患者，使患者更好地配合治疗。

③皮肤微细损伤时，局部可用绝缘衬垫，使用中频电疗法；局部感觉障碍时，需采用小剂量谨慎治疗。

④干扰电治疗时，保证病变部位处于两路或多路电流交叉的中心。

6. 高频电疗法 应用频率在 100kHz 以上的高频电流作用于人体以治疗疾病的方法，称为高频电疗法。医用高频电流按照波长频率，分为长波（300 ～ 3000m，0.1 ～ 1MHz）、中波（100 ～ 300m，1 ～ 3MHz）、短波（10 ～ 100m，3 ～ 30Hz）、超短波（1～10m，30～300MHz）、微波（0.001～1m，300～300000MHz）5个波段。

（1）高频电疗法

治疗效应：主要包括热效应和非热效应。热效应包括：①改善血液循环；②镇痛和缓解痉挛；③消炎作用；④加速组织的生长和修复；⑤提高机体免疫力。非热效应包括：①加速神经组织和肉芽组织的再生；②提高神经系统的兴奋性；③增强吞噬细胞的功能。

（2）常见疗法

①短波疗法：是应用频率为3～30MHz、波长为10～100m短波电流治疗疾病的方法，具有改善组织血液循环、镇痛、缓解肌痉挛和改善肾功能等作用，临床上用来治疗关节炎、肩周炎、颈椎病、扭挫伤、肺炎、坐骨神经痛等。妊娠、心肺功能衰竭、出血倾向、带有金属异物者禁用。

②超短波疗法：是应用频率为30～300MHz，波长为1～10m的超短波电流以治疗疾病的方法，具有消炎、止痛、提高机体免疫力、促进结缔组织增生等作用，临床用于治疗各种急慢性炎症、扭挫伤、神经炎、神经痛等。

③微波疗法：是应用频率为300～300000MHz、波长为0.001～1m微波电流治疗疾病的方法，具有消炎、止痛、增强免疫力、改善血液循环等作用，临床上主要用来治疗肌炎、腱鞘炎、盆腔炎、肩周炎、软组织挫伤及劳损等。妊娠、心肺功能不全、出血倾向、带有金属异物、老年人、儿童患者等禁用。

7. 红外线疗法

（1）作用特点：红外线引起的生物学效应主要是热效应，其治疗作用有改善局部血液循环、促进局部渗出物的吸收与消肿、镇痛、降低肌张力、增强局部免疫力等。

（2）设备：红外线频谱治疗仪。

（3）治疗技术：选取患者合适的照射部位，局部皮肤暴露，以辐射源与表面皮肤距离45～60cm为宜，根据患者的感觉调整远近。每天1次，每次20～30分钟，10次为一疗程。

（4）注意事项

①禁忌证：急性感染性疾病、肿瘤、出血性疾病、高热导致的体质消耗，以及严重的免疫系统疾病，如红斑狼疮、血管闭塞性脉管炎等。

②照射部位接近眼或光线可射及眼时，应用盐水纱布遮盖双眼。

③急性扭挫伤早期，一般不用红光照射。

8. 超声波疗法

（1）作用特点：应用频率在 20kHz 以上的超声波治疗疾病的方法，称为超声波疗法。它是在机械作用的基础上所产生分布特殊的“内生热”，由机械作用、温热作用促发理化作用，在这三者的基础上，通过复杂的神经 – 体液调节途径来发挥生物效应及治疗作用。

神经系统对超声波非常敏感，且中枢神经系统敏感性高于外周神经，神经元的敏感性高于神经纤维和胶质细胞。大剂量的超声波可引起中枢神经系统和外周神经系统不可逆的损伤，故使用时要注意超声剂量。

（2）设备：主要采用超声波治疗机。它由主机和声头两部分组成。声头将电磁振荡转变为超声波，常用频率有 0.8MHz、1MHz、3.2 MHz，声头直径有 1cm、2cm、5cm 等多种。

（3）治疗技术：主要有直接治疗法和间接治疗法。以下介绍直接治疗法，它是将超声声头直接压在治疗部位上进行治疗的方法。

①移动法：主要用于大面积疾病的治疗。治疗时，充分暴露治疗部位，先在治疗部位上涂上耦合剂，声头与治疗部位直接接触。声头的移动方向可采用环式移动或直线移动，移动速度要均匀，对体表的压力要适当。移动速度应根据声头面积和治疗面积进行调整，一般为 2 ～ 3cm/s。治疗剂量为 0.5 ～ 2.0W/cm^2 的小剂量和中等剂量。头部可选用脉冲超声，输出强度由 0.75 ～ 1W/cm^2 逐渐增至 1.5W/cm^2。治疗时间为每次 5 ～ 10 分钟，10 次为一疗程。此法主要用于脑血栓、脑栓塞以及脑出血后遗症的治疗。

②固定法：在治疗部位涂上耦合剂，声头以适当压力固定在治疗部位。治疗剂量宜小，常用超声强度为 0.1 ～ 0.5 W/cm^2，其最大量约为移动法的 1/3。治疗时间每次 3 ～ 5 分钟。此法主要用于痛点的治疗。

（4）注意事项

①禁忌证：高热、活动性肺结核、严重支气管扩张；严重心肺疾患、恶性肿瘤；头、眼、甲状腺、生殖器等部位以及小儿骨骺部、孕妇腹部的接触治疗；出血倾向、大面积溃疡；血栓闭塞性脉管炎、多发性硬化症；放射线或放射性核素治疗期间及之后半年内；感觉异常的局部等。

②不同部位或方法应严格把握剂量。

③治疗时，耦合剂应涂抹均匀，声头紧贴皮肤。

④移动法治疗时，声头的移动要均匀，勿停止不动，以免引起疼痛反应或皮肤灼伤；固定法治疗或皮下骨突部位治疗时，超声强度宜小于 0.5 W/cm^2。

第二节 运动疗法

一、概述

（一）定义

运动疗法是依据生物力学、人体运动学、神经生理与神经发育学的基本原理，通过利用力学的因素对运动功能障碍的患者进行针对性的治疗与训练，达到保持功能、或重新获得功能，或防止继发丧失功能的治疗方法，是物理治疗中最核心、最基本、最积极的治疗方法，特别是在促进功能恢复与重建的临床康复中是一种最常用的治疗手段之一，对神经系统疾病导致的主要问题有明显疗效，如肢体瘫痪、平衡差、无行走能力、功能独立性丧失和眼部受损等，特别是运动功能方面的障碍导致患者日常生活能力受限，因此，运动疗法在神经系统疾病的康复中越来越受到重视。本节主要介绍运动疗法在中风病康复中的应用。

（二）运动疗法机制

运动疗法是利用最常见的生理性刺激，对多个系统和器官的功能进行调节，使机体为适应运动的需要，调整和重塑组织功能。运动疗法通过神经反射、神经体液和生物力学作用等途径，对人体的局部和全身功能产生相应的影响和改变，改善原来失调的机体状态。其基本作用机制是提高神经系统的调节能力，提高身体的代谢能力，增强心肺和呼吸功能，并维持和恢复患者的运动功能，促进新的代偿机制形成。

二、临床应用

运动疗法应用于中风，要根据患者的具体情况，科学合理地设计训练方案，这是获得良好疗效的重要保证。如果卧床时间过长，就会导致废用综合征；床边训练时间太久，不能及时转入训练室，往往因病房条件限制，影响患者运动功能的恢复；如果患者不具备运动的基本条件，过早地离床训练步行，就会使痉挛加重，诱发原始反射和强化异常运动模式等。其具体治疗方法可分为以下五个阶段，即床边训练阶段（病房）、床上动作训练阶段（训练室）、步行准备阶段、步行训练阶段以及回归社会后的训练阶段。

（一）床边训练阶段（病房）

疾病处于急性期阶段、患者尚需安静卧床时，即开始在床边训练。此阶段相当于 Brunnstrom I 期（弛缓期）。

1. 临床特点

（1）腱反射减弱或消失。

（2）肌张力低下。

（3）随意运动丧失。

2. 康复目标

（1）患者能配合临床医生抢救治疗。

（2）预防合并症，如关节挛缩、肩关节半脱位、褥疮、肺炎等。

（3）为一下步的康复训练创造条件。

3. 训练方法

（1）良肢位设计：所谓良肢位是指为防止或对抗痉挛模式的出现，保护肩关节以及早期诱发分离运动而设计的一种治疗性体位。偏瘫患者典型的痉挛模式，表现为肩关节内收、内旋、下坠后缩，肘关节屈曲，前臂旋前，腕关节掌屈、尺偏，手指屈曲；下肢髋关节内收、内旋，膝关节伸展，踝关节趾屈、内翻。早期要使偏瘫患者在床上保持正确体位，以有助于预防和减轻上述痉挛模式的出现和发展。在此阶段，治疗师必须取得家属的配合，并教会他们如何帮助患者翻身及保持各种正确的体位。良肢位的姿势要点如下：

①为防止上肢内收、内旋、挛缩和手的浮肿，仰卧位时应将患侧上肢置于枕上，使其保持轻度外展、手略高于心脏的位置。

②为防止肩关节半脱位，仰卧位时，患侧肩关节下应垫一小枕，可以起到预防肩关节下坠、后缩的作用。

③为防止骨盆向前旋转、髋关节屈曲外旋、膝关节过度伸展，仰卧位时应在患侧臀部垫一大枕，使骨盆向后倾，大腿外侧腘窝处分别摆放支持物，如枕头、沙袋、毛巾卷等，使髋关节伸展并呈中立位，膝关节轻度屈曲。

④为防止上肢屈曲痉挛模式的发生与发展，健侧卧位时，患侧上肢应尽量向前伸，并且置于枕上。

⑤为防止下肢屈曲痉挛模式的发生与发展，健侧卧位时，患侧下肢应取髋、膝关节屈曲位置于枕上。

（2）体位变换：偏瘫康复中的良肢位与骨科的功能位不同。功能位是从功能需要的角度出发而设计的永久性体位，即使出现了关节的挛缩或强直也可以发挥肢体的最佳功能状态；良肢位是从治疗的角度出发所设计的临时性体位，如果在这种体位状态下出现关节挛缩，将会严重地影响患者的运动功能。因此，为了防止关节的挛缩和因维持某一种体位时间过长而导致的压疮，应及时变换体位。

为了预防压疮，一般应每隔 2 小时变换一次体位。但由于偏瘫患者只有一侧肢体丧失运动功能，而且其感觉也未完全丧失，故除处于昏迷状态、严重意识障碍的患者外，可以根据患者的具体情况掌握变换体位的间隔时间。

（3）关节活动度维持训练：当生命体征比较稳定后，应尽早进行被动的关节活动训练，以预防关节的挛缩。一般由治疗师到病房床边进行训练，有条件的医院可由病房护士进行。训练时为了防止出现误用综合征，应注意以下几点：

①应在无痛状态下训练。治疗师、护士应在熟悉解剖学和功能解剖学的基础上进行手法训练，杜绝粗暴手法。对伴有关节疼痛的患者，训练前可做热敷或止痛疗法，手法应在无痛范围内进行，防止出现肩关节半脱位、肩手综合征或加重痉挛。

②动作宜缓慢。为了预防挛缩，必要时可充分牵引，但要注意快速运动往往无效，还会加重痉挛。因此，一般完成一个动作上肢以默数 3 ～ 5、下肢以默数 5 ～ 10 的速度为宜。每一个动作模式做 5 ～ 10 次，即可达到预防挛缩的效果。

③注意保护肩关节。在弛缓阶段，肩关节容易伴有半脱位，同时因肩胛骨运动受限，早期肩关节活动应在 50% 的正常活动范围内。随着肩胛胸廓关节运动的改善，逐渐扩大关节的活动范围，严禁使用牵引手法。

④鼓励患者自我训练。治疗师应告诉患者活动的部位、方向和收缩的肌肉，然后缓慢进行 2 ～ 3 次被动运动，使患者体会运动的感觉。在逐渐减少辅助量的前提下，进行辅助主动运动，并教会患者利用健侧肢体辅助患肢运动。

⑤防止运动过量。患者出现随意运动后，往往会出现焦急的心态而过多地用力，从而导致运动过量。疼痛、疲劳都会使痉挛加重，故治疗师应向患者及其家属说明。

⑥急性期以后坚持辅助主动运动训练。随意运动出现后，虽然可以利用主动运动进行关节活动度的训练，但由于痉挛和联带运动的影响，部分关节不能完成全关节活动范围运动，所以仍应坚持辅助主动运动训练，尤其是肘关节伸展、前臂旋后、腕关节背伸、膝关节屈曲、踝关节背屈等训练。

（4）体位性低血压的适应性训练：对一般情况良好、症状较轻的患者，可以在医生指导下尽早进行体位变化的适应性训练。利用起立床或可调节角度的病床，从倾斜 45º、训练 5 分钟开始，每日增加起立床倾斜的角度 10º ～ 15º，维持时间 5 ～ 15 分钟，两项交替增长。一般情况下，可在 10 日内达到 80º，维持 30 分钟。在此基础上，增加坐位训练的次数，尽早离开病床到训练室训练。

（二）床上动作训练阶段（训练室）

当患者病情稳定、神经学症状不再进展、可以维持坐位30分钟时，即可转入本阶段的治疗，相当于Brounnstrom分期II期（痉挛期）。

1. 临床特点

（1）腱反射亢进。

（2）出现联合反应。

（3）肌张力增高。

2. 康复目标

（1）辅助患者体验躯干与上肢双侧对称性功能活动，建立健侧与患侧必要的、可能的相互作用。

（2）协助患者向患侧转移体重，使患者掌握身体的平衡功能。

（3）预防或阻止患者利用健侧调整来代偿丧失的患侧功能和对患侧的忽略。

（4）抑制痉挛、原始反射和异常运动模式。

（5）易化正常的运动模式。

3. 训练方法

（1）双手交叉上举训练：患者仰卧，练习用健手将患手拿至胸前，双手交叉，患侧拇指在上方，健手手指分别插入患手指间，手掌相对握手。本动作是Bobath训练中经常使用的健手带动患手的方法（简称双手交叉）。在治疗师的辅助或口头指导下反复练习，让患者熟练掌握，以免在将来训练中因完成困难而急躁，致使痉挛加重。

然后，练习以健手带动患手向天花板方向做上举动作，即双侧肩关节屈曲，肘关节伸展，前臂中立稍呈旋后位，双上肢尽量上伸，停留片刻后缓慢地返回到胸前。每日练习多次，每次做10下，直至患侧上肢可独立完成上举动作。

本训练可以使患者意识到自己的患侧需要帮助和掌握帮助的办法，一旦贯穿在日常生活中，便可有效地保护患侧肩关节，预防患侧上肢关节及软组织损伤。可以培养患者恢复身体对称性运动模式，有效抑制健侧上肢的代偿动作。双手手指交叉，患侧拇指在上方，可以抑制患手手指屈曲内收痉挛，上举动作可抑制上肢肩屈曲、肘关节屈曲、前臂旋前、腕关节掌屈尺偏的屈曲痉挛模式。因此，这是反射性抑制运动，可有效地抑制痉挛，诱发上肢分离运动。

（2）双手交叉摆动训练：在完成上项训练的基础上，进行上举后向左、右两侧摆动的训练。摆动的速度不宜过快，但幅度应逐渐加大，并伴随躯干的旋转。

本训练可以使患侧上肢在健侧的辅助下，练习肩胛带的内收、外展运动，对上肢功能的改善非常有利，同时躯干旋转可以提高躯干的柔韧性，抑制患侧躯干肌的痉挛，提高躯干的运动控制能力，同时为练习床上翻身动作打下基础。

（3）利用健侧下肢辅助的抬腿训练：患者仰卧，用健侧足从患侧腘窝处插入并沿患侧小腿伸展，将患足置于健足上方。治疗师辅助患者利用健侧下肢将患侧下肢抬起，尽量抬高，然后缓慢放回床面。患侧下肢膝关节不得屈曲，如此反复练习，治疗师随着患者动作的熟练逐渐减少辅助，直至患者可以独立完成。每日数回，每回 5 次。

本训练除具有双手交叉上举训练的相同作用外，还可以提高健侧下肢的肌力，防止双侧下肢关节挛缩和废用性肌萎缩。同时，由于患侧进行的动作是膝关节伸展、髋关节屈曲，因此可有效地破坏下肢联带运动而诱发下肢分离运动模式，并且为患者的翻身、坐起打下基础。

（4）翻身训练：进入第二阶段后，大多数患者的心理状态已从休克期摆脱出来而进入否定期，他们不能接受偏瘫的事实，千方百计地活动。如果治疗师不能帮助他们设计出科学的活动方法，此阶段会导入大量的错误动作模式，非对称性地单纯健侧代偿、痉挛、联合反应、病理性联带运动等均在此阶段被强化。床上翻身和转移是患者急于掌握的动作。

（5）上肢随意运动易化训练：患者仰卧，治疗师一手控制远端控制点（手），另一手控制肘关节，在下达“摸嘴”的口令后，辅助患者进行上肢的随意运动。随着患者运动感觉的改善，逐渐减少辅助量。当患者可以自己摸到嘴时，再进行“摸头”“摸对侧肩”的训练。

由于这种动作模式是在肩关节屈曲的同时内收内旋、在肘关节屈曲的同时前臂旋前，因而有效地抑制了上肢屈肌联带运动，易化了上肢的分离运动，并为患者将来进食、刷牙、洗脸、梳头、更衣等日常生活动作打下良好的基础。

（6）下肢随意运动易化训练：本项目训练内容对控制下肢痉挛和联带运动模式均有重要作用，要在正确运动模式下反复练习。训练中要掌握运动量，不可疲劳和过度用力，以免诱发联合反应。

①髋关节控制训练：患者仰卧，髋关节、膝关节屈曲，全足底着床。治疗师坐在患者床边，用腿协助控制患足，双手距离患侧膝关节约 10cm，嘱患者用膝关节碰外侧手，再返回来碰内侧手。当患者可以较好完成时，加大两手间的距离以提高难度。然后练习无辅助下的全足底着床，屈髋、屈膝的体位控制。

②屈曲下肢易化训练：患者仰卧，治疗师一手控制远端控制点足趾，另一手控制膝关节，在下达“把腿弯曲抬起来”的口令后，辅助其进行屈髋、屈膝、踝关节跖屈的运动。随着患者运动功能的改善而逐渐减少辅助量，直至患者可以独立地在屈髋、屈膝的状态下抬起下肢（注意髋关节不得出现外展、外旋）。

③伸展下肢易化训练：患者仰卧，在屈曲状态下完成下肢伸展的易化训练。治疗师一手控制远端足趾，另一手控制膝关节，令患者缓慢地将患肢伸直，动作模式要准确，髋关节伸展的同时不得出现内收、内旋，膝关节不得出现过度伸展。在伸展过程中，踝关节背屈，不得出现跖屈、内翻，运动速度不得过快。

（7）下肢控制训练：患者仰卧，在第 6 项训练的基础上，治疗师下达各种口令，患者在各种速度下和各种关节角度下“运动”或“停止”，以练习下肢的控制能力。这种训练对步行具有重要的意义。

（8）床上移动训练：患者仰卧，健足置于患足下方，健手将患手固定在胸前，利用健侧下肢将患侧下肢抬起向一侧移动，再将臀部抬起向同侧移动，再将上部躯干向同方向移动。经反复练习后，患者可以较自如地在床上进行左右方向的移动。

（9）搭桥训练

①双腿搭桥训练：患者仰卧，双侧下肢屈髋、屈膝，双足全脚掌着床，双手于胸前交叉。令患者进行抬臀训练，治疗师根据患者功能状况分别予以辅助，或协助控制患侧下肢，或协助骨盆上抬。动作宜缓慢，臀部尽量抬高，使髋关节充分伸展，膝关节屈曲。

本训练可以提高骨盆及下肢的控制能力。因完成此动作时，髋关节伸展、膝关节屈曲、踝关节背屈，有效地抑制了下肢伸肌联带运动，易化了分离运动。同时可以减少护士和家属在日常生活护理中的体力消耗，使排便、脱穿裤子、更换床单变得容易。

②单腿搭桥训练：当患者掌握了双腿搭桥动作以后，可以改为健侧下肢抬起，脚离开床面，膝关节伸展，维持患侧足单脚支撑的搭桥动作，再将健侧下肢膝关节屈曲放在患侧腿上。这种训练可以解除健侧下肢的代偿，强化患侧下肢的控制能力。当健侧下肢膝关节伸展时，可起到抑制交叉伸展反射对患侧下肢影响的作用。

（10）卧位下肢分离运动强化训练：以下训练对患者步行时骨盆的稳定及患侧掌握反向控制都具有重要的作用。

①患侧髋关节屈曲，膝关节伸展易化训练：患者仰卧，练习膝关节保持伸展位的状态下髋关节屈曲。开始练习时，治疗师可以辅助，在踝关节背屈状态下尽量抬高下肢，膝关节不得出现屈曲。训练中，应防止上肢和对侧出现联合反应。

②患侧膝关节伸展，髋关节外展易化训练：患者仰卧，在膝关节保持伸展位状态下练习下肢沿床面向外移动，较好完成后变换为患侧在上方的侧卧位，练习下肢的上抬。当治疗师感到患者有较好的控制能力后，再进行某一位置的控制训练。

③踝关节背屈训练：患者仰卧，将患肢髋、膝关节屈曲，在治疗师的辅助下进行踝关节背屈训练。当独立完成此动作时，逐渐减少髋、膝关节屈曲的角度，直至达到伸展位。

踝关节背屈是步行的重要条件，应尽早改善。由于此动作是难度较大的分离运动，应坚持长时间练习，也可以教会家属回到病房进行训练。

（11）坐位平衡训练

①坐位平衡反应诱发训练：患者取端坐位（椅坐位），在治疗师的保护下，利用训练球进行向前、左、右各方向的推球训练，以完成躯干的屈曲、伸展及左右侧屈运动。当患者可以维持独立坐位时，治疗师应对其头部、肩部及躯干从各方向施加外力，外力的大小和方向视患者具体情况进行组合变化，以诱导患者的平衡反应。患者还可以坐在高台上，治疗师手握患者的小腿向两侧摆动以破坏身体的平衡，进而诱发患者头部、躯干向正中线调整和一侧上、下肢外展的调整反应。当患者坐位平衡较充分时，可取两手胸前抱肘位，两名治疗师在其两侧交替施加外力，以破坏患者坐位的稳定性，诱发头部及躯干向正中线的调整反应。

坐位平衡反应训练应分别在长坐位和端坐位下进行。训练应循序渐进，防止患者精神紧张而加重痉挛。

②侧方肘支撑调整训练：患者坐在治疗台上，治疗师站在台前，患者身体向一侧倾斜，直至肘关节支撑在台上，然后用自己的力量返回直立坐位。治疗师一手扶持倾斜侧的上肢（或控制其躯干）并进行诱导，另一手扶患者肩部并向倾斜方向轻轻推按，促进头的调整反应及健侧躯干的侧屈。患者从健侧肘支撑返回到坐位时，治疗师用手轻轻地握住患者的健手，控制在一个位置上，刺激患侧躯干的主动控制能力。

训练中应根据患者的具体情况给予适当协助，以诱导患者自己完成动作为主；从健侧倾斜返回时，应防止强化联合反应；注意动作要领，倾斜侧躯干要充分侧屈，头向另一侧调整（头保持垂直位）。

（12）膝手位平衡训练：患者取膝手位，在能控制静止姿势的情况下，完成重心向前、后的移动。能较好地控制膝手位后，练习三点支撑、两点支撑（将一侧上肢和另一侧下肢抬起），保持姿势稳定。治疗师可根据患者情况予以辅助，或稍加外力以破坏姿势的稳定，诱发患者的调整反应，使患侧躯干呈主动伸展运动。

当患者完成有困难时，可将被服、枕头、滚桶、楔形垫等物品置于腹部下方以支撑身体。练习患侧上肢支撑身体时，应注意对肘关节和肩关节的保护，防止外伤。年长患者训练时，应注意脉搏的变化。

（13）跪位平衡训练：让患者在肋木前取跪位，双手握住肋木保持身体的稳定，治疗师在后面协助控制骨盆，调整姿势。在维持正确姿势的情况下，逐渐放开双手，使患者达到独立跪位。治疗师根据患者的情况，或给予协助，或施加外力以破坏其平衡，诱发患者的调整反应。当患者能独立跪位时，练习单腿跪位，治疗师控制患者的双肩，用膝关节调整患者骨盆的位置，使其髋关节充分伸展，躯干保持正直。为了进一步提高跪位平衡水平，治疗师可在其身后握住双侧踝关节上抬，使患者完成双膝关节支撑；在患者仍能维持平衡的情况下，双侧小腿被动地完成上下交替运动，提高患者跪位平衡的水平。练习跪位步行时，治疗师用手控制患者肩部，使躯干出现正常的旋转。

训练初期应练习静态姿势控制，然后增加难度，施加外力以破坏姿势的稳定，诱发调整反应。应在掌握以上动作的情况下提高难度。跪位步行训练时，注意髋关节充分伸展，骨盆与双肩向相反方向旋转。

（14）坐位上肢分离运动诱发训练：患者取坐位，治疗师坐在其患侧，并与患手交叉，下达“摸自己腰部”的 口令，然后在治疗师的辅助下，将患手放到腰部；片刻后再下达“将手返回床边”的口令，再由治疗师辅助将患手返回原位。在训练过程中，治疗师应认真体会患者的运动感觉恢复状况，随时调整辅助量，直至达到患者自己完成摸腰的动作。

由于此动作属于部分分离运动水平的运动模式，可以有效地缓解痉挛，抑制联带运动对患者上肢运动功能的束缚，故应反复练习。

（15）从仰卧位到坐位训练

①治疗师辅助患者坐起的方法：患者仰卧，治疗师指示患者双手交叉，健足置于患足下方并利用健侧下肢将患侧下肢移至床边。治疗师立于患者健侧，将手从患者头部下方插至患侧肩胛骨部，将患者头部置于治疗师的前臂。治疗师下达“双腿抬起”的口令，当患者双腿离床时，治疗师一手抬患侧肩胛骨部，另一手将下肢向床边移动，利用双手的合力完成患者的体位变换。

患者双下肢抬起时，由于治疗师将患侧肩向前上方抬起，使患者只有臀部着床，所以治疗师可以不费力地将患者身体进行 90°旋转。

②从健侧坐起训练：患者利用已掌握的动作先将患肢移到床边，从仰卧位转换

成健侧在下方的侧卧位，然后双手交叉用健侧前臂支撑，完成坐起动作。遇有困难时，治疗师应从健侧向患侧推其头部，辅助完成此动作。

③从患侧坐起训练：动作要领与上述方法相同，但难度稍大。其要点是双手交叉，移动双下肢至床沿，或下垂于床沿，然后翻身呈患侧在下方的侧卧位，利用患肢前臂支撑完成坐起，治疗师在其头部予以辅助。

（16）从坐位到立位的训练：当患者坐位平衡反应充分后，可练习从坐位到立位的训练。

患者取坐位，双足全脚掌着地，开始利用训练球令患者双手扶球，身体重心前移，治疗师可协助患手扶球，并向前滚动球体，完成躯干屈曲。待患者消除重心前移的恐惧后，把高凳置于患者面前，令患者双手交叉，在双侧髋关节屈曲下重心前移，双手撑在凳面上，头部前伸超过足尖。治疗师位于患侧，一手协助固定患侧膝关节并向前移，使膝关节超过足尖；另一手从患者腰后扶持健侧大转子，在协助向上抬起臀部的同时，确保患者身体重心向患侧转移，防止健侧代偿。待以上动作均能较好完成后，撤掉面前的高凳，放开交叉双手，双上肢自然下垂，练习身体在重心前移的姿势下伸展躯干，以完成起立动作。从坐位到立位的训练要点是双侧足底着地，两脚平行或患足在健足后方，以防止健侧代偿。起立时，身体重心前移，患侧下肢充分负重。在完成动作的过程中，患者不得低头，起立后防止膝关节过伸或伴有踝关节跖屈内翻的髋关节向后方摆动。当从立位返回坐位时，臀部往往重重地落下，双下肢对体重难以控制，尤其是在下肢屈曲位时的体重负荷更难控制，应在治疗师的辅助下反复练习。

从立位到坐位方法相同，顺序相反。

（三）步行准备训练阶段

只有当患者具备立位平衡训练的基本条件和下肢自我控制能力时，方可进入本阶段的训练。否则患者就会因下肢缺乏负重控制能力而惧怕跌倒，使痉挛加重，诱发联合反应和异常运动模式，甚至造成关节及软组织损伤。因此，掌握本阶段的训练时机是偏瘫患者运动功能恢复的关键。

1. 临床特点

（1）坐位、膝手位、跪位平衡反应正常。

（2）在床上具有随意控制下肢的能力。

（3）能独立完成从坐位到立位的动作。

2. 康复目标

（1）诱发和提高立位平衡反应。

（2）提高骨盆控制能力。

（3）掌握立位的下肢分离运动。

（4）掌握双下肢站立相和迈步相的分解动作。

3. 训练方法

（1）立位平衡训练：患者立于平行杠内，双下肢支撑体重，双膝关节轻度屈曲（约 15°），治疗师用双膝控制患者的下肢，使其呈外展、外旋位。治疗师一手置于患者臀部，另一手置于其下腹部，协助完成骨盆前后倾运动。随着骨盆前后倾运动幅度的加大，体重逐渐向患侧下肢转移，当患侧骨盆、髋关节、膝关节、踝关节获得较好控制能力时，慢慢将健侧下肢抬起。

（2）平衡杠内重心转移训练：患侧下肢瘫痪；躯干一侧瘫痪；平衡反应障碍；体力低下，健侧下肢废用性肌萎缩；空间知觉障碍（特别是坐位、立位躯干向患侧倾斜）是偏瘫患者存在立位平衡障碍的主要原因。训练时，应结合评价结果分析原因，分别采取不同的训练方法。立位平衡是实现步行的基础。从运动学的角度看，步行是平衡不断遭到破坏而又不断重新建立的循环过程。立位平衡由于身体重心高，支撑面小，比较难以掌握。一般应按平衡训练规律循序渐进地练习。

（3）单腿站立训练：患侧单腿站立，面前摆放 20cm 高的低凳，将健侧下肢踏在上面。治疗师一手下压，向前推患侧骨盆，辅助髋关节伸展；另一手置于健侧躯干，协助将重心转移到患侧，然后返回原处。随着平衡能力的提高，可以增加踏凳的次数和延长负重时间。

当以上动作可以正确地反复进行时，将低凳换成高凳，治疗师一手置于患者背部，另一手置于胸骨下方，辅助患者躯干伸展，提高躯干上部的稳定性。

注意事项：骨盆完成前后倾运动时，双侧膝关节角度不变；骨盆运动可以使腰椎屈曲、伸展时，胸椎应保持稳定；重心向患侧转移时，骨盆运动不得中止；健侧下肢抬起以完成骨盆前后倾运动时，髋、膝关节不得摆动，以免因代偿而妨碍患侧躯干肌的运动。

（4）髋关节控制模式的诱发训练：骨盆和髋关节的控制能力丧失或减弱，协调的随意肌肉控制能力被刻板的痉挛模式所替代。本训练旨在通过不稳定的支撑面而诱发出骨盆和髋关节的交互抑制运动模式，缓解痉挛，提高其在姿势变化时的控制能力。

①治疗师与患者同时立于大平衡板上，治疗师双手调整患者的姿势以保持身体的正常对线关系，然后用双足缓慢地左右摇动平衡板，破坏身体的平衡，诱发患者

头部及躯干向中线的调整反应。

②将平衡板旋转90°，治疗师双手协助控制患者骨盆，缓慢摇动平衡板，使平衡板出现较大幅度的前、后摇摆，破坏身体的平衡，诱发患者出现髋关节平衡控制模式。

（5）踝关节控制模式的诱发训练：踝关节的痉挛模式为跖屈、内翻，偏瘫患者由于痉挛而致的肌张力分布失衡，使患者踝关节的背屈与外翻功能丧失。本训练方法旨在通过坐位和站立位，利用不稳定的支撑面，诱发踝关节背屈与外翻的功能，从而缓解痉挛对踝关节模式的影响。其方法：患者取坐位，将患足置于背屈与跖屈的小平衡板上，练习踝关节背屈与跖屈的控制能力。然后换内、外翻平衡板，进行内翻与外翻的控制能力训练。当以上训练获得较好效果后，换成踝关节综合能力平衡训练板，练习踝关节的随意控制能力。由于坐位负荷量较小，患者较容易掌握。当坐位训练效果显著时，可改为平行杠内的立位训练，方法同上。在以上动作较好完成后，令患者站在双层体操垫上，治疗师在患者头、双肩、躯干、骨盆等处轻轻施加外力，使身体出现小范围的晃动，以诱发踝关节的控制模式。此外，还可将小平衡板依次摆在平行杠内，患者双足交替地踩在不同的平衡板上行走。训练中应注意安全，防止踝关节扭伤。因其难度较大，故高龄、痉挛症状严重、合并症多，以及对步态质量要求不高的患者可以不做此项训练。

（6）立位下肢分离运动易化训练：步行中作用较大的分离运动，主要有髋关节伸展状态下的膝关节屈曲，髋关节伸展、膝关节屈曲状态下的踝关节背屈，以及髋关节屈曲、膝关节伸展状态下的踝关节背屈等。以上分离运动能否完成是决定步态的重要条件。

①髋关节伸展、膝关节屈曲易化训练：患者取俯卧位，治疗师位于患侧，一手置于患侧臀部并通过手感判断髋关节有无屈曲，另一手扶持患侧踝关节上方并辅助其进行膝关节屈曲运动。运动速度宜缓慢，让患者认真体会在髋关节伸展状态下，膝关节屈曲的运动感觉，反复练习。当患者能熟练掌握此动作时，可变换为平行杠内立位训练。患者立于平行杠内，双手扶杠，治疗师位于患侧并坐在PT凳上，一手置于患侧膝关节上方以辅助控制髋关节保持伸展位，另一手扶持患侧踝关节上方以辅助其进行膝关节屈曲运动，反复练习，直至熟练掌握。此运动模式对行走中能正确地将患肢从支撑期（站立相）向摆动期（迈步相）过渡具有重要作用。

②髋关节伸展、膝关节屈曲、踝关节背屈：患者位于平行杠外，用健手扶杠。双脚前后分开，患侧在后方。当患侧下肢向前摆动时，为了防止骨盆上抬和下肢

"画圈"步态，必须练习髋关节伸展状态下的膝关节在尽量靠近健侧膝关节的同时屈曲放松，使骨盆向下、踝关节背屈、前脚掌着地。在此姿势的基础上，治疗师用手辅助患侧踝关节不使其外旋同时，下达"抬腿"的口令。在患者抬腿过程中，治疗师始终协助患者踝关节以防止出现跖屈内翻。如患者完成此动作困难较大时，可先练习前脚掌着地、踝关节背屈、膝关节小范围屈伸运动。此运动模式是正常步态的重要基础。

③髋关节屈曲、膝关节伸展、踝关节背屈：髋关节屈曲、膝关节伸展、踝关节背屈是患侧下肢从摆动中期到摆动后期的主要运动模式。而下肢的伸肌痉挛妨碍了踝关节及前足部的背屈，导致患者站立位或步行时出现踝关节跖屈、内翻，部分患者甚至出现足趾被踩在脚下的现象。这种膝关节与踝关节不能分离的现象，严重妨碍了患侧下肢步行的摆动期和支撑期足跟着地，以及体重从足跟向前脚掌的移动。治疗师将手置于患足拇趾趾腹，并将前足部向上抬起，使踝关节背屈、足跟着地，维持前足不出现跖屈动作。治疗师应指示患者重心向前移动，髋关节充分伸展，而膝关节则不得过度伸展。

（四）步行训练阶段

进入本阶段的患者应具备良好的立位平衡反应，以及立位的下肢分离运动。本阶段相当于 Brounnstrom III 期，即相对恢复期。80%以上的偏瘫患者可以获得步行能力，但如何掌握良好的步态或尽量接近正常水平的步行能力，对康复具有重要意义。年纪较大患者可以将康复目标确定在室内安全独立步行的水平，但年纪较轻或基本条件较好的年长患者，仍应将矫正异常步态作为本阶段的康复目标。为此，应严格掌握各训练阶段的时机、临床特点及训练内容的质量。

1. 临床特点

（1）平行杠内重心转移良好。

（2）可以维持单腿站立。

（3）具有骨盆运动控制能力。

（4）立位下肢分离运动充分。

2. 康复目标

（1）拄拐独立步行。

（2）徒手独立步行。

（3）室内独立安全步行。

（4）上下阶梯。

（5）复杂地面的独立步行。

（6）室外独立步行。

3. 训练方法

（1）平行杠内步行训练：本训练的目的，是将第三阶段步行分解动作及各项分离运动的基本训练应用到步行能力上。因此，训练的重点不是步行，而是正确动作的应用。首先将平行杠高度调节至与患者股骨大转子相同的位置。步行模式一般采用两点支撑步行。患者立于平行杠内，伸出健手握住平行杠，向前迈出患足，利用健手、患足两点支撑而迈出健足。即健手→患足→健足，按三个动作的程序练习，同时注意握杠的手从握杠变为扶杠，再变成手指伸展用手掌按压平行杠。步幅也应从小到大，即从不超过患足的“后型”到与患足平齐的“平型”，最后为超过患肢的“前型”，为过渡到拄拐步行打好基础。

训练中常因患侧下肢摆动期（迈步相）动作控制困难，速度缓慢，导致摆动期延长；患侧支撑期（站立相）又因负重能力差，从而造成健侧摆动期过短。此外，由于患者注意力集中在步行上，使患侧下肢伸肌痉挛和联带运动重新出现，导致膝关节屈曲、踝关节背屈困难，患侧下肢摆动期出现骨盆倾斜及髋关节外展、外旋，膝关节屈曲不充分，踝关节跖屈、内翻等动作异常，均应在训练中予以矫正。

对矫正困难或高龄患者，可以根据具体情况选择长下肢矫形器、短下肢矫形器、热可塑塑料矫形器和简易踝关节矫形器等予以辅助。

（2）拄拐步行训练：当在平行杠内步行稳定后，应转换为拄拐步行，具体方法与平行杠内步行相同。其区别在于平行杠是稳定的支持物，患者用健手抓握平行杠时，可以向前后、左右、上下各个方向用力，以保持身体平衡。而手杖稳定性差，只能向下按压。因此，必须是平衡功能良好，步行稳定的患者，才能转为拄拐步行训练。常采用的方式有：杖→患足→健足；杖、患足→健足两种。健侧足跨步的大小，可分为前型（超过患足）、后型（在患足后方）、平型（与患足对齐）三种。手杖也可根据稳定性，从大到小依次分为肘拐、四脚拐、手杖三种。训练中还应注意重点练习步行的稳定性，在此基础上提高耐力和速度。

（3）控制双肩步行训练：治疗师位于患者身后，双手轻轻搭在患者肩上（拇指在后，四指在前），当患肢处于支撑期、健侧下肢摆动时，在足跟着地前的肩胛骨向后方旋转可以防止足外旋。当患肢处于摆动期时，治疗师诱发患者双上肢呈对角线方向有节奏地自然摆动，可使躯干旋转，为出现正常步态创造条件。

（4）控制骨盆步行训练：治疗师双手置于患者骨盆两侧，用拇指或掌根抵住臀部，使髋关节伸展、骨盆后倾。当健侧下肢处于摆动期时，治疗师协助其将体重转移到患足，防止膝关节过度伸展，并维持患肢稳定支撑，同时协助患者将重心缓慢地向前方移动。

当患侧下肢处于摆动期时，髋、膝关节放松，足跟向内侧倾斜，即髋关节外旋。治疗师将患侧骨盆向前下方加压，防止骨盆上抬，并协助其向前方旋转。

（5）特殊步行练习

①向患侧横向迈步训练：治疗师位于患者患侧。一手置于患侧腋窝，使患侧躯干伸展；另一手置于健侧骨盆，使身体重心移向患肢。然后嘱患者健侧下肢从患肢前方横向迈出，患侧下肢从健侧下肢后方向患侧迈出。治疗师可用旋转患侧躯干和骨盆的方法协助完成动作，当步行能力改善时，逐渐减小旋转的角度。

当患者能控制骨盆和下肢时，治疗师双手置于患者肩部给予辅助或施加外力，破坏患者的平衡，以增加步行难度。

②向健侧横向迈步训练：治疗师一手置于患侧骨盆，另一手放在健侧肩部，前者协助调整躯干的姿势，后者协助身体重心的转移。令患侧下肢在健侧下肢前方横向迈步，迈出的患足要与健足平行（足尖方向一致）。再将健侧下肢向健侧方向迈出。治疗师也可将双手置于骨盆处，协助控制身体的平衡和重心的转移，用上肢协助患者控制躯干的伸展。

③倒退步训练：患者一手扶治疗台，将患侧下肢放松，由治疗师辅助，将膝关节、踝关节屈曲并向后方退一小步。如此反复练习至无抵抗感时，指示患者健手离开治疗台独立完成，治疗师的辅助量逐渐减小。健侧、患侧交替练习，达到稍加辅助就可完成时，开始学习倒退步行，治疗师一手置于下腹部使躯干前屈，另一手置于骨盆后面以保持骨盆水平，并将重心向后诱导。患者按以上要领，完成倒退步行练习。

（6）上下阶梯训练：上下阶梯比平地步行难度大，但从扶手步行与拄拐步行相比较，上下阶梯又显得比较容易。经过上下阶梯训练的患者，更容易掌握平地步行，因此常常将这两项训练同时进行。

上阶梯训练的要领，是先练两足一阶法：①健手抓住扶手；②健足上台阶；③利用健手与健足将身体重心引向上一层台阶；④患侧下肢尽量以内收内旋的状态上抬，与健足站到同一层台阶上；⑤治疗师在患者身后予以保护。当患者熟练掌握后，或为了练习重心转移、患侧支撑等，可训练一足一阶法，方法同上。其区别是患足不与健足站在同一层台阶上，治疗师的辅助重点是协助患肢上抬的正确模式及患肢支撑的稳定性。

下阶梯训练的要领，是先练两足一阶法：①健手握住前下方的扶手；②利用健侧手足支撑身体，患足先下一层台阶；③再将健足下到与患足同一层台阶上；④治疗师在患者前方予以保护。当患者熟练掌握后，或为了练习重心转移、患侧支撑，可训练一足一阶法，方法同上。其区别是患足不与健足站在同一层台阶上，治疗师的辅助重点是协助身体重心向患肢转移及患肢支撑的稳定性。

（五）回归社会后的训练

患者离开医院的特殊环境，回到现实生活中，如何继续维持和进一步改善功能，增加参与社会活动的机会，提高生活质量，是此后的主要问题。为了预防患者的运动量不足，体能低下，或是因运动模式异常所造成继发障碍，治疗师一般将患者分为三个水平予以指导，即轮椅辅助水平、轮椅自立水平和步行水平。

1. 轮椅辅助水平 日常生活自理程度低，主要在床上生活的偏瘫患者非常容易出现关节变形、挛缩、肌力低下、呼吸循环功能低下、压疮、膀胱或直肠障碍、痴呆等废用综合征。此时治疗师的主要工作应是训练辅助者，使患者身边的人掌握如何减少辅助，尽量多地利用患者的能力完成体位变换、移动、乘坐轮椅等，并嘱患者减少卧床时间，卧位多取侧卧、俯卧位，教给患者提高坐位耐力的方法等。

2. 轮椅自理水平 轮椅水平的偏瘫患者，因以坐位活动为主，很容易造成躯干、下肢的屈曲挛缩，导致起床、更衣动作的困难，以及由于运动量不足而致肌力进一步下降，向轮椅转移困难，使患者陷入非活动性生活环境中。治疗师应教育家属，鼓励患者增加运动，定期外出，到社区康复站参加训练，积极地进行健康管理。

3. 步行水平 可以步行的偏瘫患者要继续维持较好的功能也不是一件容易的事情。随着年龄的增长，肌力逐渐低下，因活动量不足所造成的体重增加，运动负荷加大所致的痉挛加重，动作模式异常合并变形性关节炎而引起腰、腿疼痛等，都是治疗师应设法解决的问题。尤其要注意患者丧失信心、跌倒、骨折等问题，应采取有效措施予以预防。

三、注意事项

1. 逐步适应强度 决定运动强度后，患者要逐步适应，并不要求一次达到，但也不能拖延过长的时间，一般要在 3 ～ 5 天内达到预定的运动强度。对无条件进行运动试验以确定靶心率及运动强度者，则一次运动后的心率以不超过 120 ～ 130 次 / 分为宜。

2. 注意休息 如在运动过程中出现其他疾病，如感冒、胃肠炎等，就应暂停运动，及时和医生联系，不要带病坚持运动。

3. 训练后勿立即洗浴 运动后切勿立即进行热水浴或桑拿浴，以免使血压突然下降而诱发心律失常等。淋浴前，应待出汗基本停止后（一般在20分钟后），且水温不宜过高。

4. 强度要适合 运动后不宜有疲劳感，否则提示运动强度过大。如果清晨脉搏数基本恢复至平日水平且略有减慢趋势，则认为运动强度适合，否则提示运动强度不适合。

5. 定期评定及检查 为观察有无出现训练效应或不良改变时，应定期评定及检查。患者的运动强度确定后，由于训练效应的产生，安静时心率变慢，此时需要做更多的训练才能达到预期的靶心率。

6. 避免超强训练 患者要避免每次"全力以赴"地运动。有的患者通过一段时间的训练后，为检验自己已"增强"的体力而盲目地进行大幅度运动训练。此时常可因过分疲劳而产生行走不便或因气短而说话困难，这些均对患者有不利的影响。

7. 衣着要合适 不要穿过紧过小的衣服，以免影响运动和血液循环。

第三节 作业治疗

一、概述

（一）定义

作业治疗在中风患者的康复过程中有着不可替代的作用。作业治疗是指导残疾者或患者选择性地应用某项有目标和有意义的活动，达到最大限度地恢复生理、心理和社会方面的功能，以帮助患者提高生活质量为目标进行治疗研究的疗法。作业治疗实施可以是持续进行的。

（二）目的

作业治疗的目的：维持患者现有功能，最大限度地发挥残存功能；提高患者日常生活活动的自理能力；帮助患者设计、制作及适应与日常生活活动相关的各种自助具；提供患者职业前的技能训练，帮助其尽快参加工作；强化患者的自信心，辅助心理治疗；帮助患者参加娱乐活动和社交活动。

二、临床应用

在中风病整个作业治疗过程中，作业治疗师要根据患者功能情况制订个体化治疗方案，由浅入深、循序渐进地选择具体治疗内容。文献研究表明，包含作业治疗在内的康复临床小组治疗决定了中风病患者的预后。本小节按照中风病急性期、恢复期、后遗症期的分期治疗进行逐一论述。

（一）急性期的作业治疗

此期的主要目标为预防并发症及继发障碍，视患者的病情进行基本日常生活活动的指导训练。

1. 在各种卧位下，正确摆放肢体，定时更换体位。

2. 维持和改善患者关节活动度。如果患者意识不清而不能配合时，可由康复治疗师进行被动关节活动，避免暴力牵拉。治疗按照由近端到远端（如肩到肘、腕，髋到膝、踝）的顺序，有利于瘫痪肌肉的恢复；由远端到近端（如手到肘，足到膝）的顺序进行治疗，有利于促进肢体血液和淋巴回流。如果患者意识清楚，在病情允许下，可以指导其进行主被动的肢体活动。

3. 指导患者进行早期的日常生活活动，如进食、穿衣、自我修饰等活动。

4. 在病情允许下，提倡患者尽早进行床上坐位、床边坐位训练，防止因长期卧位引发继发功能障碍。

（二）恢复期的作业治疗

此期主要为进行上肢功能性作业治疗，旨在最大限度地恢复患者的日常生活能力。根据相关作业治疗的理念设计作业活动，常用的有 Bobath 技术、Brunnstrom 技术、Rood 疗法、本体神经肌肉促进技术（PNF）、运动再学习等。本节主要以 Brunnstrom 恢复六阶段为例，根据患者不同功能状态，制定作业活动。

1. Brunnstrom Ⅰ ~ Ⅱ阶段

目的：减轻疼痛，增加被动关节活动度，诱发肌张力。

方法：此期主要进行桌面上的作业活动，以肩臂功能恢复的作业活动为主，手的活动较少，以健肢带动患肢为主，诱发患肢运动。

（1）插板训练：患者 Bobath 握手，由健肢协助患肢抓起木棍，移动至另一处放下。也可在治疗师的帮助下，进行患手抓握木钉活动，诱发手指的主动屈伸。

（2）拿、抛接球训练：患者 Bobath 握手，由健肢协助患肢从一侧拿、抛接球到另一侧，可以从左上到右下或者相反，遵循本体感觉神经肌肉促进（PNF）技术螺旋对角线原则。

（3）推磨砂板训练：患者坐在椅子上，进行双上肢推磨砂板训练，以健肢带动患肢，要求向左右方向碰及板边，并做上肢的划圈旋转运动。为防止造成和加重肩关节的损伤，治疗师可以一手固定患侧肩关节，一手固定患侧肘关节，帮助患肢伸展。

2. Brunnstrom Ⅲ阶段

目的：以抑制痉挛模式为主，改善肌力、肌张力及关节活动度。

方法：此期以抑制上肢的屈曲痉挛，诱发分离活动，以恢复肩臂功能的作业活动为主。利用坐位下的伸肘压手训练、分指板等训练以防止和矫正上肢屈肌痉挛或挛缩畸形。当患者痉挛得到控制后，应进行患手抓握与松开、肘关节屈伸的作业训练。

（1）橡皮泥作业：利用橡皮泥的柔软性，将患侧前臂置于桌面，通过患侧手背按压橡皮泥而达到患侧上肢前臂的旋后练习。

（2）滚筒训练：患者 Bobath 握手，双上肢置于滚筒上，患侧肘关节做屈、伸向前、向后的推动滚筒动作，当伸肘达到最大限度时，健手压在患手上并停留 10 ～ 15 秒，抑制患侧肩后伸、肘屈曲、前臂旋前，以诱发训练肩关节前伸、肘伸展、前臂旋后。

（3）推巴氏球训练：患者 Bobath 握手，置于前方的巴氏球上，身体前倾推动巴氏球离开双膝，尽量向前推，利用患侧肩关节的随意运动向前、向后推球，抑制肩后缩、肘屈曲，以诱发训练肩关节前伸、肘伸展，改善躯干控制能力。

（4）推磨砂板训练：把磨砂板的桌面调至不同的角度，双手向上推，当伸肘达到最大限度时，保持 10 ～ 15 秒，利用躯体前屈的重心，做肩、肘、腕关节各种类型的组合运动。

（5）Bobath 技术关键点控制：利用 Bobath 技术关键点控制，治疗师用自己一手的 2 ～ 4 指指腹用力按压其患手大鱼际处，使拇指外展；另一手固定其肘关节于伸展位，并使前臂在旋后位停留数秒。

3. Brunnstrom Ⅳ ~ Ⅴ阶段

目的：增强患者耐力，改善手指精细功能及肢体协调能力。

方法：此期进一步诱发分离活动，通过穿珠子、拧螺丝帽、夹豆子、搭积木等训练，提高上肢耐力，改善精细活动。训练中，应结合日常生活活动，包括洗脸、刷牙、进食、系纽扣、写字、绘画等。治疗台面可以由平面扩展到斜面或无支撑下完成。

（1）单手控球训练：将患侧上肢放于前方巴氏球上，以患侧上肢控制球的前后左右活动，以此改善肩、肘的控制能力，促进分离。

（2）抓握、捏训练：训练患者用患手抓握不同体积、不同形状、不同重量的物体。抓握训练一般从容易抓握的物体开始，逐渐练习抓握更大或者更小的物体，以此改善患者腕背屈及手指抓握的能力。捏的训练，一般从侧捏到对指捏、指尖捏。

（3）串珠子游戏：让患者将大小各异的珠子按照要求串在圆柱上，并记录每次完成的时间。随着患者功能的改善，可增加各圆柱间的距离，或加高圆柱的高度。

随着肩部稳定性的增强，手部肌肉力量的改善，手灵活性和协调性的提高，可以逐渐增加其训练速度和准确性。

4. Brunnstrom Ⅵ阶段

目的：提高患肢功能活动的速度及协调性和准确性。

方法：此期主要进行患肢的协调性训练及手指精细运动的训练，并结合日常活动、患者喜好来完成。

（1）体操棒训练：双手握体操棒，体操棒置于身体前方或后方，肘伸直，利用健侧上肢协助患侧将体操棒上下、左右移动，训练肘关节的屈伸。双手握体操棒置于身体前方，保持肩关节外展90°、肘关节屈曲90°，双手用力将体操棒上下旋转，训练肩关节的旋内、旋外。体操棒训练对于上肢分离运动简单易用、效果明显，可通过设计不同的动作，以提高肢体协调控制能力和平衡能力，进一步训练关节活动度和身体柔韧性。

（2）橡皮泥训练：通过揉捏橡皮泥，以训练手指的屈曲、伸展、外展、内收功能。根据治疗目的的不同，调节橡皮泥的软硬度，以提供不同阻力训练。

（3）弹力带训练：不同弹力带颜色代表弹力强度的强弱，可以根据患者的具体功能选择适应的强度进行抗阻训练。可以做肘屈伸、腕屈伸训练，也可以进行手部不同肌群、下肢肌群的针对性训练。

（4）串珠子训练：让患者利用健手持珠子，患手将大小各异的珠子按照要求穿在线上，并记录每次完成的时间。可逐渐过渡到小孔的珠子，并增加完成的速度。

（5）书写练习：书写需要手部肌群有一定的肌力和精细功能，一般由简单到复杂，从使用较粗的笔画直线、涂色开始，逐渐过渡到画曲线、书写基本的笔画、写数字等。

（6）日常活动训练：此期患侧上肢已经具备一定的灵活性和协调性，可以根据患者的兴趣爱好，选择能够长时间进行的活动，如扑克、棋类、麻将、针织等，以练习肘屈伸、腕内收外展、手指对指等功能。

对于手功能较差的患者，应进行辅助手训练，使患手具有一定的固定功能。如书写时，能够固定纸张；进餐时，能够固定碗。鼓励患者在日常生活中尽可能使用患手或者双手完成各项活动，以最大限度地发挥患手的残存功能。

（三）后遗症期的作业治疗

主要依据患者各阶段的实际功能情况进行相应的进食、梳洗、穿衣、从床到轮椅的相互转换等日常生活活动，以及木工、纺织等手工模拟操作和套环、拼图等文娱方面的训练。训练期间，同时教会患者家属或护工正确的辅助训练及护理方法，以便患者在非治疗期间也能进行训练，减少因护理不当所致患肢再次损伤。

当患者因为残疾而不同程度地影响其独立活动时，必要的辅助具帮助和环境改造可以减轻患者的残疾程度，提高其生活自理能力。根据患者瘫痪或其他严重功能障碍的情况，为患者提供有关出院后住宅条件的咨询（包括进出通路、房屋建筑布局、设备等）。

患者回归家庭，仍然强调实用步行能力训练，训练患者能在有效时间、距离内安全行走，指导患者适应不同的地面、不同的环境及障碍物等，保证患者最终能步行穿过街道、商场、车站、闹市、公园、工作场所等。这种步行能力的训练，实际上要求患者具有综合活动技能。

（四）其他作业治疗

1. 日常生活活动训练

目的：重新学习或维持患者基本的日常生活活动，改善或恢复患者进行衣食住行及个人卫生等的基本动作和技巧；训练患者使用辅助用具，使其在辅助性装置下达到最大限度的生活自理。

常用日常生活活动训练项目：包括穿衣、吃饭、用厕、大小便管理、修饰（洗脸、刷牙、刮胡子）、转移、步行等内容。

由于跌倒是中风患者较为常见的现象，因此在日常生活中需要训练患者在地面移动，以便于跌倒后能安全站立起来或能转移到安全地带。

2. 文娱疗法

目的：通过有选择的文体娱乐活动，以提高患者的参与和合作能力；有助于提高肢体肌力、关节活动度和改善肢体的协调性；可调节情绪，消除抑郁，陶冶情操，振奋精神；可改善社会交往，人际关系；让患者在休闲活动中调整和放松，改善身心功能，促进健康恢复。

常用文体娱乐活动项目：包括舞蹈、戏剧表演欣赏、钓鱼、棋艺、看电影、唱歌、音乐表演与欣赏、琴、棋、书、画、球类等活动。根据患者不同兴趣爱好选择项目，可以达到事半功倍的效果。

3. 职业疗法

目的：职业技能训练是作业治疗中的一个重要治疗内容之一，有助于患者修复或重建职业技能，恢复其为社会做贡献的能力，以实现他们的人生价值和人格尊严。选择适合自身情况的基本劳动和工作技巧，不能让患者长期从事机械、简单、枯燥的劳动，而应有计划和有目标地通过有针对性的、循序渐进的康复训练，使患者恢复和建立一定的职业技能。

常用职业疗法项目：包括驾驶、木工、纺织、车缝、金工、皮工、机电装配与维修、办公室作业（打字、资料分类归档）等。

4. 工艺和园艺疗法

目的：有助于转移患者对疾病的注意力，训练手功能，并可获得对劳动成果的满足感。该疗法具有身心治疗价值，既能改善手的细致功能活动，训练创造性技巧，又可转移对疾病的注意力，改善情绪。

常用的工艺和园艺疗法项目：包括泥塑、陶器、工艺编织（藤器、竹器、绳器等）；盆景疗法属于园艺治疗。

三、注意事项

1. 合适的评估方法。正确地选择评估的方法，是能否测出患者准确情况、实施正确治疗的关键。

2. 选择合适的作业活动。选择活动时，应考虑相关因素，如患者的需求、功能情况、活动要求、场地要求、活动材料、持续时间等。作业活动应从简单到复杂，使用安全系数最大、最有效的方法开始。

3. 活动时注意事项。在做任何作业活动时，注意力要集中，治疗师要多观察患者表情，提醒患者要配合呼吸，不要憋气，特别是合并有高血压、心脏病的患者，可嘱患者大声数数。

4. 训练方法要贯彻到日常生活中去。尽可能结合日常生活，训练与评价需同步进行。每次训练前先检查作业完成情况，然后决定训练内容。每当患者取得一点进步，及时给予肯定，增强信心；对完成不好的训练内容，应向家属及患者做进一步说明，并督促他们重点训练。

5. 注重患者心理感受。治疗过程中，应多给予鼓励。如患者出现不能完成情况或抵触情绪时，可适当降低作业难度。

第四节　吞咽功能障碍的康复治疗

一、概述

吞咽功能障碍是脑卒中患者的常见并发症之一，吞咽障碍的症状因病变发生的部位、性质和程度不同而有很大的差别。轻者仅感吞咽不畅，重者滴水难进。通过患者对吞咽障碍的描述确定其位置。确定吞咽障碍是发生于进食固体或液体时，还是两者兼有；是进行性的，还是间歇性的；以及症状持续时间。虽然吞咽疼痛和吞咽困难同时发生，但在诊断时要根据症状鉴别。

在病史中注意几点：①部位；②食物或液体的种类；③进行性或间歇性；④症状持续时间。关键要判断：吞咽障碍发生于口咽部还是食管。通过仔细询问病史，可以获得准确的信息（对 80% ～ 85% 的患者可直接做出判断）。

二、临床应用

（一）吞咽功能障碍的早期干预

对意识障碍者，先采用非经口摄取营养的方法，同时预防颈部的伸展位挛缩。为防止唾液误入气管，可把头转向健侧或取健侧在下的侧卧位。若意识清楚，能服从指示，全身状态稳定者，应进行相应的检查，判断有无吞咽功能障碍，并及早开始吞咽训练。吞咽功能障碍的训练分为不用食物、针对功能障碍的间接吞咽训练（或称基础训练）和使用食物同时并用体位、食物形态等代偿手段的直接吞咽训练（或称进食训练）。吞咽障碍患者应尽早开始间接吞咽训练，可很好预防废用性功能低下等并发症。一般来说，间接吞咽训练先于直接吞咽训练进行，但也可采用直接吞咽训练的同时进行间接吞咽训练的方法。

（二）间接吞咽训练

间接吞咽训练主要是从预防废用性功能低下、改善吞咽器官的协调运动入手，为进食做必要的功能准备。间接训练法不宜发生误咽、窒息等危险，适用于各种程度的吞咽障碍患者。一旦患者意识清楚后，即可开始训练。

1. 口腔周围肌肉的运动训练 可改善有关诸肌的紧张性，促进主动收缩功能的恢复，尤其要注意咀嚼肌的肌力和肌张力训练。为增强门唇闭锁功能，可让患者对着镜子练习紧闭嘴唇；不能主动闭合者，应帮助患者进行被动闭唇，并逐步过渡到主动闭唇、抗阻闭唇。

（1）下颌关节开闭训练：当咽反射残留、肌肉高度紧张时，可进行冷刺激按摩牵伸疗法，使咬肌放松。当咬肌肌张力低下时，可进行振动刺激和轻拍，或通过主、被动运动而让患者体会下颌开闭的感觉。为强化咬肌肌力，可让患者咬紧牙齿或压舌板进行反复练习。

（2）改善舌运动的训练：舌做前伸、后缩、翻卷运动，或侧方按摩颊部、清洁牙齿等主动活动；同时，用压舌板进行下压、滑动等刺激，或舌抵压舌板练习抗阻运动。用纱布包住舌尖并用手拉住，向各方向拉动，可降低舌肌肌张力。用勺子压舌中央使其凹陷，以利于良好保持食团。此外，各种发音训练也能在相当程度上促进舌的运动。

2. 颈部屈肌的肌力强化以及颈部放松训练 颈部屈曲位容易引起咽下反射，所以强化颈部屈肌肌力并进行被动、主动的颈部屈伸、侧屈、旋转等训练，对防止颈部伸展位挛缩是非常重要的。此外，在训练和进食前应放松颈部，可以防止误咽。其方法是让患者放松颈部，或重复做颈部左右旋转运动，以及提肩、沉肩等运动。

3. 降低全身肌肉的痉挛 头部和躯体的过度紧张会妨碍舌部及口腔周围的肌肉运动，降低吞咽控制能力及咳出误咽物能力。降低全身肌肉力，尤其是颈背部肌肉的痉挛，有利于降低吞咽相关肌肉的肌张力。轻松舒适的进食姿势可减少联合反应对吞咽肌的影响。

4. 改善吞咽反射的训练 吞咽反射延迟或消失是吞咽障碍患者常见的症状。寒冷刺激法能有效提高软腭和咽部的敏感度，使咽反射容易发生。其刺激方法：把耳鼻喉科用的小镜子浸在冷却水中 10 秒钟后，轻轻地压在软额弓上或用冷冻的棉花棒刺激软腭、鄂弓、咽后壁及舌后部，连续反复 5 ～ 10 次，可很好地刺激咽反射及咽部压力感受器和冰感受器，从而取得引起咽反射的效果。与本法相似，让患者咽下小冰块，可使咽反射变弱；或让患者每日 2 ～ 3 次咽下胃管，也有较好的效果。若患者已开始摄食，进食前以冷刺激进行口腔清洁，既提高对食物知觉的敏感度，又提高对吞咽的注意力，从而减少误咽。

5. 闭锁声门练习 在正常情况下，当食物通过咽部时，声门关闭以阻挡食物进入气道，并保证咽腔内压。但由于患者的吞咽肌麻痹和肌力低下，往往使声带闭锁不全，因而闭锁声门练习是一种强化声门闭锁的方法。具体方法：按住墙壁或桌子大声发“啊”或“憋气”；或两手在胸前交叉，用力推压等训练随意闭合声带，可有效防止误咽。

6. 声门上吞咽训练 也称模拟吞咽训练，是训练随意地保护气管的方法。在正常情况下，食物通过咽部的瞬间则呼吸停止，但不少患者不能准确掌握呼吸和吞咽的时机而致误咽。对于误咽患者，可按下列步骤进行声门上吞咽训练。首先从鼻腔深吸一口气，然后完全屏住呼吸、吞咽唾液，最后呼气、咳嗽等一系列活动。它是利用屏气呼吸使声门闭锁、声门气压加大、食物难以进入气道的原理，而最后咳嗽则是为了排出喉头周围残存的食物。此法适用于咽下过程中引起的误咽，即喉头上抬期误咽。

7. 门德尔松手法 食管入口处的扩张是通过喉部向前上方移动及食管入口处环状咽肌的弛缓来实现。当喉部上抬不够、食管入口处扩张困难时，可用此手法来强化喉部上抬。通过反复练习，能消除食管入口处的紧张，达到充分抬高喉部的效果。具体方法：对于喉部可以上抬的患者，吞咽时让患者以舌部顶住硬腭，屏气呼吸时吞咽并保持喉部上抬数秒；同时让患者食指置于甲状软骨下方、中指置于环状软骨上，感受喉部上抬。对于喉部上抬无力者，治疗师可通过按摩颈部、下推喉部来促进吞咽。当喉部开始抬高时，治疗师即可把手指置于环状软骨下方推住喉部并固定，让患者感觉喉部上抬，逐渐让其有意识地保持上抬位置。

8. 呼吸训练及咳嗽训练 正常吞咽时呼吸停止，而吞咽障碍患者有时会在吞咽时吸气，引起误咽。有时由于胸廓过度紧张或咳嗽减弱，无法完全咳出误咽物。腹式呼吸练习既可以提高呼吸控制能力，强化腹肌，增强声门闭锁，促进随意咳嗽，还可以缓解颈部肌肉过度紧张。让患者屈膝仰卧，治疗师两手分别按压于患者的上腹部和胸部，让患者以鼻吸气、以口呼气。呼气结束时，上腹部的手稍向腹部方向加压，并使患者以此状态吸气。吸气与呼气的比率以 1 :（2 ～ 5）为宜。进行咳嗽训练时，可以强化声门闭锁，有利于咳出误咽的食物。

9. 低、中频脉冲电治疗 为了维持或增强吞咽相关肌肉的肌力，可通过皮肤进行低、中频脉冲电刺激治疗，改善吞咽功能。

（三）进食训练

1. 进食的体位 一般主张取“近坐位”。但有视频荧光造影研究发现，取躯干后倾位则误咽少、程度轻，故刚开始进食时，以躯干后倾、轻度颈前位进食为好。对于偏瘫患者，在侧卧位、颈部稍前屈时易引起咽反射，以减少误咽。此外，颈部向患侧旋转时，可减少梨状隐窝残留食物。

2. 阶段性进食训练 选择训练用食物要考虑到食物形态、硬度、表面光滑度、流动性、咀嚼程度、营养成分及患者的喜好等。液状食物易于在口腔移动，但对咽刺激弱，易出现误咽；固态食物需充分咀嚼搅拌，不易移至咽部，易加重口咽期障碍，但易于刺激咽反射，误咽少。既容易在口腔内移动，又不易出现误咽的是胶冻样和糊状食物，例如果冻、蛋羹及米粥等。一般先用上述种类的食物进行训练，然后逐渐过渡到普通食物和水。

一口进食量应从少量（3 ～ 4mL）开始，逐渐摸索合适的量为宜。因为一口进食量过多，食物残留在咽部而加大误咽的危险；一口进食量过少，食物在口腔内操作困难，吞咽反射无法发生。容易误咽时，应注意进食速度不宜过快。

3. 咽部残留食物的排除方法

（1）反复吞咽：当咽部已有残留食物时，若继续进食容易引起误咽。每次吞咽食物后，应反复进行空吞咽活动，可以将食块咽下，达到去除咽部残留食物的效果。

（2）交替吞咽：患者交替吞咽固体食物和流食。当患者有食物残留时。可在每次进食吞咽后饮极少量的水（ 1 ～ 2mL ），有利于引发吞咽反射，以达到去除残留食物的目的。

（3）点头式吞咽：可挤出会厌部的残留食物，因该处是食物容易残留的部位。当颈部后仰时，会厌部变窄小，挤出残留物；再让颈部前屈，做低头动作，并进行空吞咽，可去除会厌部的残留物。

（4）侧方吞咽：咽部两侧的梨状隐窝是最容易残留食物的地方。让患者分别向两侧转动或倾斜颈部做侧方吞咽，会使同侧的梨状隐窝变窄，挤出残留物。同时，另一侧的梨状隐窝变浅，可去除梨状隐窝的残留食物。

三、注意事项

1. 尽量消除和减少误咽。经口腔摄取时，要充分了解患者状况，并采取相应对策，摸索出最佳的吞咽方法；尽量选择安全的食品，酸性和含脂肪多的物质吸入后易发生肺炎，应予注意。

2. 保持口腔清洁，减少误咽细菌和胃液反流，误咽唾液是吸入性肺炎的常见原因。

3. 改善全身状态，防止肺炎发生。吞咽功能障碍者摄入不足，早期易出现水电解质紊乱，并逐渐出现低蛋白等营养不良表现，应密切观察患者的营养状况，注意给患者补充充足的水分，对摄入不足者应通过鼻饲和静脉点滴方式予以补充。

4. 要使患者的家属主动参与训练。在进行直接吞咽训练时，要了解患者对进食的愿望和对病症的理解，让患者及其家属充分了解训练的方法、危险性及其对策，了解训练的进展情况，营造自然、愉快的进食环境。

第五节　失语症的康复治疗

一、概述

（一）失语症治疗的目的

失语症治疗主要是提高患者的语言理解和表达能力（包括提高听理解、阅读理解、语言表达、手势表达以及语言书写等能力），最终恢复患者的语言交际能力。

随着时间的推移，失语症恢复呈负性加速，恢复最明显的时期为病后 3 ～ 6 个月，有些患者需要在更长时间内继续改善，因此，尽管早期语言训练可获得较好的效果，但发病 2 ～ 3 年的患者也不可轻易放弃治疗。据报道，有的患者在发病数年后仍可有不同程度的恢复。

（二）失语症治疗目标的制定

依据失语症评价的结果，结合患者的欲望等条件制定训练目标。首先根据评价的结果进行预后预测，设定长期目标。如轻度失语者通过改善语言障碍而恢复；轻、中度失语者，通过充分利用残存功能，促进实用交流能力提高，从而达到日常生活交流；重度失语者，尽可能发挥残存功能，通过最简单的日常交流使其回归家庭。

二、临床应用

（一）训练的方式

1. 个人训练　即在一个安静稳定的环境内，治疗师以刺激法为中心内容，有针对性地进行“一对一”训练。这种训练有利于患者注意力集中、心理稳定，可以控制刺激条件。

2. 自主训练　在患者已充分了解基本训练的方法与要求后，进行个人训练。其训练内容由治疗师设计制订，如选择图片、文字、卡片、书写练习，利用录音机复述、听写及电脑训练系统等。

3. 集体训练　是个人训练效果实用化的训练。治疗师可根据患者的不同情况，将患者分成小组，有针对性地进行多种活动。

4. 家庭训练　治疗师将有关治疗计划、训练技术等教给患者家属，在家属的帮助下进行训练，治疗师定期评价指导。

（二）训练的方法

1. Schuell 刺激法　此法是语言治疗中最常用的方法，通过反复的语言刺激，以促进脑内语言模式的组织、储存和提取。本刺激法的原则是：

（1）给予适当的语言刺激，即使用患者容易接受的、合理的语言单位、刺激长度、刺激难度、刺激速度及提高音量等。

（2）给予集中的、强有力的多种途径的语言刺激，即在给予集中听觉刺激的同时，辅加视、触、嗅等刺激。

（3）给予反复刺激，即反复多次刺激以提高反应性。

（4）多次刺激能引起相应的诸如用手指、复述、语音、写字等反应。如不能激起反应，则说明给予的刺激不当，应该调整。

（5）对患者正确的反应，应通过鼓励、赞许等进行强化刺激；对错误的反应，应以沉默或改变刺激内容进行矫正。

2. 功能重组法　功能重组法是指通过对功能系统残存成分的重新组织或加上新的成分，以便产生一个适合操作的新功能系统，从而达到语言能力改善的目的。可分为系统内重组和系统间重组两种。系统内重组是指按设计的功能系统处理过程，分析在哪个构成环节中受到了损害，通过对这些环节的训练，来达到受损害功能内的各要素的重组。系统间重组是指利用正常的功能系统协助受损的功能系统的改善。例如：对于单音构音困难的训练，可利用模式图或镜对治疗师的口型等外部的辅助手段。

3. 补偿技术　失语症的恢复是有限度的，为使失语症患者具有日常生活所必需的实用交流能力，必须让患者充分利用残存的言语功能学会一些实用的、基本的、适合自身水平的交流技术。如利用文字卡片、画图、手势语等。

（三）训练的具体操作

语言训练室的温度、通风及照明应适宜，能隔音，保持室内安静。最好做到“一人一事”，进行“一对一”的训练，以防止患者的情绪受到影响，致使注意力不集中。家内应配备门形纠正及人体模仿用的大镜子、录音机、秒表、节拍器、呼吸训练用品、压舌板、各种字母卡片和图片、人物和情景图片等训练性实物。

训练时间以上午为宜，每次在30分钟内，避免患者疲劳。训练内容要适合患者的文化水平、生活情趣等，先易后难，循序渐进，充分调动患者的积极性。

1. 听理解训练

（1）单词的辨认：出示一定数量的实物、图片或物体，让患者听到简单指令后指认。如在患者面前放3张图片（茶杯、勺子、叉子），先后说“请指出我说的东西”，如“茶杯”，让患者指认相应的图片。口头指令由易到难，即物品名称（茶杯）、物品功能（你用什么喝水）、一物品的具体特征（什么是玻璃的，可以砸碎）、增加刺激的数量（增加摆出物品的数量及听理解单词的数量）。

（2）执行指令：治疗师发出口头指令，让患者执行。如“把书合上”“闭上眼睛”“把笔放在笔筒内”等，逐渐增加信息难度。

（3）回答是否问题：如问“这是茶杯吗？”患者回答“是”或“不是”。不能口头回答者，可写字或用手势。

2. 阅读理解训练

（1）视听觉障碍训练：重点放在视觉输入与大脑语言的联系上，不涉及语义理解，用于视野缺损及认知障碍的视知觉和图形辨别训练。在患者面前摆出数张图片或字卡，让患者把图片和字卡分别放在一起，或把相同的图片或字卡放在一起，逐渐增加卡片数量。

（2）单词、句子理解训练：采用单词、句子和图片匹配的方式，患者阅读单词或句子，同时找出相应的图片。也可要求患者阅读句子，找出语义和语法错误。

（3）短文理解训练：患者阅读短文后，从多项选择题中选择正确答案；或者提问，让患者用“是”或“不是”进行回答。

3. 口语表达训练

（1）主动复述训练：治疗师与患者同时或先后朗读患者熟悉的歌词、诗歌、格言等。

（2）正反义词、对联训练：如男－女、好－坏、大－小、正－反、黑－白，或面和米、丈夫和妻子等。治疗师先和患者同时练习，随后治疗师说出一个词，患者说对应的词。反复地让患者听，再让患者复述。

（3）词组完成练习：治疗师说“丈夫和”，患者接着说“妻子”。

（4）选择问答训练：出示妇女头像图片，治疗师问：“是妻子，还是丈夫？”回答“妻子”。期待反应的词为选择词中的第一个词，以抑制复述。

（5）视物（或图）呼名训练：出示物品或图片，让患者说出其名称。

（6）找词练习：让患者在一定时间内尽可能多地说出某一类别内的名称，如水果名称、地名；或以某一字的内涵（如火），让其找出与火有关的词，如“热”“暖和”“红色”“火焰”等。

4. 句子表达训练

（1）语法训练：即把不同颜色所代表不同词性的图片（名词、动词、形容词），按一定顺序排列，先练习复述，让患者记住正确的语法结构。然后出示 3 张图片（提示主语、谓语和宾语），让患者说出完整的句子。然后再找出 2 张不同的图片，如一张是一男子站立的图片表示主语，另一张是一辆汽车的图片表示宾语，而谓语用箭头代替，让患者说出任何一项有关的完整句子，如“他在修理汽车”或“他在开汽车”等。

（2）语义联系训练：即治疗师说出一个核心词，让患者说出与其有关的词。如核心词为“工人”，关联词为“工厂”“机器”“上班”“城市”“产品”等，然后将核心词与关联词联系起来，完成句子，如“工人上班”“生产产品”等。

（3）实用化训练：与患者讨论一些身边的人、事件，让患者叙述。

5. 书写训练

（1）抄写：先按词性进行分类抄写，有助于思考理解语义，然后让患者进行完整练习。如给出一个不完整的词组或句子，让患者从多项选择答案中选出合适的词或词组填入，使其完整。如一杯（果汁）、学生在（上课）。逐渐增加句子的长度和难度。

（2）听写练习：出示匹配的字卡与图片 10 ～ 20 张，患者一边听一边看，让患者写出听写的单词。然后增加难度，先后移去字卡和图片，再听写单词。随着听写能力的提高，进一步练习听写不同难度的句子和短文。

（3）自发书写练习：患者看图片，书写单词；或给出一些名词，让患者在前面写出适当的动词；或给出一些不完整的句子，填写适当的词，使句子完整；或看动作图片，写叙述短句；或描写朋友、家人的外貌特征，想象出旅游胜地的景色、发生的事件、书写信件等。

6. 朗读练习

（1）朗读单词：苹果、香蕉、电视、空调、冰箱等日常生活常见单词。

（2）朗读句子：我要喝水、我想看电影、我要给妈妈打电话等句子，由易到难，通俗易懂。

（3）朗读篇章：养的花盛开、种的菜丰收、做的饭美味、画的画好看，或是读书有了领悟、家事有了心得、教书有了长进、写作有了突破，都带给我很大的快乐。凡事我都尽心尽力去做，做出了成绩，见到了成果，内心就有成就感，由于有成就，我就……

朗读速度先慢速，然后逐渐接近正常速度。从报纸杂志中，选出感兴趣的内容，反复练习朗读。

三、注意事项

1. 抓住训练时机，尽早开始 急性期可以在床上训练，开始训练时间以原发病稳定、主管医师许可后进行。

2. 反馈的重要性 注意正反馈和负反馈，前者是对自己所进行活动的有意识、客观的把握，后者是能认识到反应的正确与否。

3. 注意观察患者的异常反应 治疗前要了解患者原发病及并发症方面的资料，以及可能出现的意外情况。经常注意患者的身体情况、其他训练的介入量，特别要注意患者的疲劳表情。训练时，如发现与平时状态不同，则不要勉强训练。

4. 合理安排训练的次数和时间 在患者配合、精力集中的情况下，次数越多、时间越长、效果越好。每天至少保证半个小时到一个小时。

5. 确保交流手段 语言是交流的工具，对于重度交流困难患者，首先要用手势、笔谈、交流板等交流工具以建立非语言的交流方式，对失语症患者有较大帮助。

6. 必须充分理解患者 以认真、耐心的态度帮助患者改善，与患者建立充分的信赖关系是将治疗引向成功的第一步。

7. 尊重患者的人格 对成年患者，仍应以成年或年长者看待，不要因为其行为表现有“返童倾向”等异常，而以接触儿童或痴呆人的态度处之，避免加重患者的心里不平衡，影响训练效果。

8. 增强患者自信心，提高训练欲望 注意正面引导，避免否定患者的言行。当患者强调自己的错误时，应在淡化其失败感的同时，努力引导其具有克服障碍的决心，多鼓励，使患者总是处在有可能成功的状态。

9. 心理治疗 语言障碍患者的心理障碍应视为是继发障碍，所以也是语言治疗工作范围以内的内容。语言治疗的目的不仅使语言功能改善和恢复，而且也要设法使患者的心理—社会状态得到适应。

第六节　认知功能障碍的治疗

一、概述

认知是指人在对客观事物的认识过程中对感觉输入信息的获取、编码、操作、提取和使用的过程，体现机能和行为的治理，是人类适应周围环境的才智，包括知觉、注意、记忆、执行等。认知功能是人体高级机能的重要功能之一，当某些因素损伤脑组织之后，可造成患者的认知功能障碍，导致对外界环境的感知和适应困难，使其发生生活和社会适应性方面的障碍。在脑损伤患者的康复过程中，认知功能损害是阻碍患者肢体功能与日常生活活动能力改善与提高的重要因素。

其治疗原则有：①康复方案的制订应以评定为基础，保证训练计划具有针对性；②训练方法必须具有专业性；③训练内容的设计应具有连续性、训练由易到难，循序渐进；④一对一、面对面训练与计算机辅助训练相结合；⑤基本技能的强化训练与能力的提高训练相结合；⑥强化训练与代偿训练相结合。

二、临床应用

（一）记忆力障碍的康复训练

记忆是一种动态过程，开始于感觉的输入。通过环境的刺激，信息被转化成印象进入短时记忆阶段，随后进入长时记忆阶段，此时大脑将信息整理、组织，似档案系统一样将它存入相关信息目录中。当需要时，通过与信息匹配的译码从长时记忆中调出所需信息。对于以记忆力障碍为主的患者来说，康复的总体目标是逐渐增加或延长刺激与回忆的间隔时间，使患者在较长时间后仍能记住进行的特定作业或活动，从而提高日常独立生活的活动能力。改善或补偿记忆障碍的方法，包括内辅助和外辅助两类。

1. 内在记忆辅助 是通过调动自身因素，以损害较轻或正常的功能代替损伤的功能，从而达到改善或补偿记忆障碍的一种训练方法。这是一个学习过程，基本原则是记忆康复不能凭空而起，应根据实际情况，在记忆重建过程中，给予最大的强化记忆，包括复述、视觉意象、语义细加工、首词记忆术、PQRST 练习法、建立活动常规及有序的环境等。

2. 外在记忆辅助 外辅助是一类代偿技术，是指借助于他人或他物来帮助记忆缺陷者改善记忆的方法。通过提示，可以尽量减少记忆障碍患者在日常生活中的诸多不便。

（二）注意力障碍的康复训练

注意力是将精力集中于某种特殊刺激而不被其他刺激分散的能力。它是一个主动过程，包括警觉、选择和持续等成分。其中警觉是一个人对周围环境反应的一种状态，选择是指我们所采取的刺激应与我们所做的事相对应，持续则是将注意力能维持一段时间的能力。记忆、解决问题和其他较高水平的认知和知觉功能都有注意力的成分。因此，注意力的改善是其他认知障碍训练的前提。

1. 内辅助训练 内辅助训练是指调动患者自身因素，学会自己控制注意力障碍的方法。在患者进行某一特定作业时，让患者大声口述每一个步骤，加强集中注意力，抑制注意力的分散和刻板的行为。随着训练的进步，逐渐训练患者将大声口述转为内心默默地提示，最终化为自身内在的能力。患者要学会有意识地不断提醒自己在注意各部分细节前，首先要获得一个全局观念；在对所观察的事物做出反应前，应注意全部内容并积极主动地关注其他的相关信息。

2. 外辅助治疗 主要使用电脑游戏软件。通过丰富多彩的画面、动画、声音提示以及主动参与，能够吸引患者的注意力。

（三）知觉功能障碍的康复

中风后知觉功能障碍的训练方法主要有 Bobath 的神经发育疗法、针对性的功能训练和环境适应训练。神经发育疗法是通过抑制异常反射和易化正常运动来实现，训练患者的功能活动以达到在不需要帮助的情况下自动控制自身运动为目的，建立起来的正常自控运动反过来又促进正常知觉。在康复训练中应注意：尽可能使用简单的指令，使患者易于理解；建立常规日常活动，且以一致的方式进行每一项活动，使患者容易遵循，并且活动由易到难，逐步提高。反复强化训练刺激，让患者有新鲜感和成就感。

1. 失认症的康复 主要通过辨识训练来达到。

（1）视失认：通过反复看照片、利用面容以外的特征进行辨认，让患者将照片与名字进行配对；或使用色卡训练患者辨别颜色，随着患者的进步，逐渐增加颜色的种类。

（2）听失认：包括声图辨识、声－词辨识、指导患者利用其他器官进行代偿。

2. 失用症的康复

（1）意念性失用：采用故事图片排序，根据患者的改善程度，逐渐增加故事情节的复杂性。为使患者理解如何使用一个物品，可采用连环技术。将使用该物品的活动分解成一序列动作，让患者分步学习，待前一步动作掌握后，再学习下一步动作，逐步将每个动作以串连的形式连接起来，使患者最终完成一整套序列动作。

（2）意念运动性失用：采用感觉整合训练。在治疗前和治疗过程中，给予触觉、本体感觉和运动刺激，以加强正常运动模式和运动计划的输出。如果患者动作笨拙和表现出不必要的异常动作，治疗师应该通过身体接触的方式来帮助患者，限制这些不适当的或不必要的运动，同时用引导的方法来促进平缓、流畅运动模式的出现。

（3）肢体运动性失用：采用功能适应性训练。治疗前，先给予肢体以本体感觉、触觉、运动觉刺激；症状改善后，逐渐减少提示并加入复杂的动作。

3. 结构性失用的康复 主要是训练患者的构成能力。培养患者细致观察能力，以理解各个部分之间的关系；训练其视觉分析和辨别能力，使患者最终能够正确地将各个部分组合成一个整体。训练内容由易到难，训练中要给予暗示或提示，随症状改善而逐渐减少提示。

4. 穿衣失用的康复 根据具体情况，训练患者固定的穿衣顺序。依据衣服种类的难易程度，可在衣服上做标记，进行有目的的训练，让患者尽快地熟练掌握穿衣技巧，也可以用录音机提醒患者穿衣服的先后顺序和步骤。这需要治疗师、护士和家属共同指导、相互配合来完成。

5. 视觉空间关系障碍的康复

（1）图形背景分辨困难：①将三种不同物品放在患者面前，让患者用看的方法将其找出。随着症状的改善，逐渐增加物品的数量及难度。②让患者在装有混杂物品的容器中寻找熟悉的物品。

（2）空间定位障碍：可设计各种需要分辨空间方位的作业，让患者进行练习。

（3）空间关系障碍：训练包括自身空间定位训练，如物体与物体之间、自身与物体之间相互定位关系的训练。自身空间定位训练，是训练患者根据指示进行自身定位。为了提高患者的空间定位能力，可让患者在容易进去却不容易出来的简单迷宫里进行训练；也可以在训练室里设计一个由家具摆成的迷宫，让患者感受其中的定位变化。物体与物体之间相互定位关系的训练，主要采用各种复制的图片作业。如用实物复制时，应从简单图案到复杂图案，复制由易到难，从实物复制到参照图画复制，从复制平面图到复制立体图。

（4）地形定向障碍：地形定向障碍与左侧忽略或空间关系障碍等有关，应主要治疗基础的视知觉技能障碍。

（5）物体恒常性识别障碍：反复让患者区分、描述和演示形状、大小相似物品的外形特征和用途。将一种物品以不同角度呈现，或一种物品以多种规格呈现，并将其与形状类似的其他物品进行比较。

6. 躯体构图障碍的康复 治疗目标是加强患者对自身躯体存在的意识和认识。常采用感觉整合疗法以治疗躯体构图障碍，即通过提供并控制各种感觉刺激输入，以及执行正常的发育运动模式，以帮助患者重新建立对身体各部位及其关系的认识。

（1）*感觉整合疗法*：左右分辨障碍的患者在眼睛注视下，用手摩擦刺激左或右上肢皮肤或进行负重训练来增加该上肢皮肤或本体感觉的输入。躯体失认患者训练时，应用患者自己的手或粗糙的毛巾摩擦身体的某一部位，并同时说出部位名称。对于手指失认患者，应采用感觉整合疗法，其训练方法包括皮肤触觉刺激和向手掌施加压力。

（2）*训练转移法*：左右分辨障碍患者通过反复强化“左”和“右”区别的各种活动，反复使用“左”和“右”的口令，最终将这些体验转移到实际应用中去。训练躯体失认患者指认或命名身体部位以及练习人体拼图能力。训练手指失认患者的手指指认、辨认能力。

（3）*神经发育疗法*：中风病患者由于异常的姿势反射而失去正常抑制，使姿势控制出现异常变化。此外，偏瘫、视觉和感觉缺失会使患者失去方向和运动感。神经发育疗法主要是抑制异常反射和促进正常运动，通过手法的运用，提供触觉及运动刺激，让患者学会在所有的功能活动中均采用正常的运动模式，最终使其能够随意控制自己的运动。治疗师帮助患者建立各种正常的姿势体位，而正常姿势体位反过来可以帮助患者重新建立一个正常的身体模型。因此，神经发育疗法不仅用于恢复运动功能，而且用于恢复正常躯体构图的一种方法。神经发育疗法治疗躯体失认时，要鼓励患者双侧肢体同时参与运动；采用手法技术引导患者体验正常的运动模式。以上方法将有助于促进正常运动模式的建立和正常躯体构图的重建。

（4）*功能适应性训练*：当患者不能重新获得“左”和“右”的概念时，则有必要采用一些提示性方法，如将手表戴在左手腕上以提示患者区别左右手，或在右侧衣袖和右脚穿的鞋子上用彩色胶带做标记以区别于左侧等。如果患者不能理解“左”和“右”时，在治疗过程中要避免使用这两个字，采取指点或指示的方法。

7. 单侧忽略的康复 单侧忽略是中风后常见的一种知觉障碍，并成为阻碍功能恢复的重要原因。许多单侧忽略患者可在发病后几周内自然恢复，部分患者的症状则可持续数月或数年。单侧忽略的康复训练，主要是改善功能的作业疗法和功能活动适应性训练。症状不能改善或出于安全考虑，需要进行代偿性训练或适应性改造作业或环境。

（四）执行功能障碍的康复

1. 重复训练以改进行为。

2. 给患者提供从基本到复杂的等级任务，让患者逐渐进步。

3. 让患者比较两件物品或两个词的相似与不同；将图片进行分类；将几张有关系的图画进行排序；魔方、迷宫等游戏也可用于问题解决能力的训练。

4. 指导患者调整自己的节奏，使每天的活动能尽可能地有规律，尽量避免感觉匆忙或遗忘。

三、注意事项

中风后认知功能障碍患者应尽早进行康复训练，训练时应根据患者具体情况设计个体化训练方案。采用基本技能训练、功能训练、作业活动改造以及环境改造相结合的方法改善注意、记忆或问题解决障碍。在治疗过程中注意从易到难地进行分级训练。

参考文献

[1] 张通 . 神经康复治疗学［M］. 北京：人民卫生出版社，2011.

[2] 燕铁斌 . 物理治疗学（第 2 版）［M］. 北京：人民卫生出版社，2013.

[3] 吴军、张维杰 . 物理因子治疗技术（第 2 版）［M］. 北京：人民卫生出版社，2015.

[4] 赵景礼、王明治、李彩 . 中风康复治疗［M］. 上海：第二军医大学出版社，2001.

[5] 窦祖林 . 作业治疗学［M］. 北京：人民卫生出版社（卫生部“十二五”规划教材），2014.

[6] 陈小梅 . 临床作业疗法学（第 2 版，高等医学院校康复治疗学专业教材）［M］. 北京：华夏出版社，2013.

[7] 屈云，盛敏 . 脑卒中的作业治疗：国外临床研究现状、问题与进展［J］. 中国临床康复，2005，9（29）：144.

[8] 乐趣，屈云 . 脑卒中后偏瘫侧手部运动功能康复技术进展［J］. 中国康复医学杂志，2012，27（11）：1084.

[9] 魏苗，胥方元 . 脑卒中后偏瘫侧手部运动功能康复技术进展［J］. 中国老年学杂志，2012，10（32）：4356.

［10］马艳，李洁，刘琦．早期配合作业疗法对急性期脑卒中患者上肢功能的影响［J］．中国康复，2010，25（1）：43.

［11］张通．中国脑卒中康复治疗指南（2011 完全版）［J］．中国康复理论与实践，2012，18（4）：301.

［12］王茂斌，吕佩源．脑卒中康复［M］．石家庄：河北科学技术出版社，2006.

［13］李胜利．语言治疗学［M］．北京：人民卫生出版社，2013.

［14］南登崑，刘宏亮．康复医学［M］．北京：人民卫生出版社，2001.

［15］王永炎，谢雁鸣．实用中风病康复学［M］．北京：人民卫生出版社，2010.

［16］南登崑，黄晓琳．实用康复医学［M］．北京：人民卫生出版社，2009.

第五章

中风病的康复护理

第一节 概 述

一、定义

中风病康复护理是在康复过程中根据总的康复医疗计划，围绕全面康复的目标，配合康复专业人员，对中风患者进行康复护理。康复护理包括：一般基础护理和专业的康复护理。

二、护理目标

增强患者肢体的功能；增强自理能力；预防和治疗并发症；改善生活质量（生理和心理两方面）；促进重返社会。

三、护理方法

1. 替代护理 当患者处于危重时期，同“一般护理”方法。即患者在被动状态下，接受护理人员喂饭、洗漱、更衣、移动等生活护理。

2. 自我护理 自我护理是康复护理的一种重要形式。通过护士良好的语言、态度、仪表、行为去影响和引导、鼓励、帮助、训练患者，使其能部分或全部自己护理，以适应新的生活，重返社会。

3. 功能训练 康复护理中，功能训练贯穿护理的始终。只有了解患者残余机能的性质、程度和范围，结合护理工作进行康复功能锻炼，才能促进机能的早日康复。

四、护理基本技术

1. 掌握对不同性质、程度和类别的残疾患者所给予的不同体位处理和体位转移技术。

2. 正确的姿势处理可以预防发生褥疮和机体挛缩，保持关节良好的功能位。

3. 中风患者的护理重点是预防肌紧张，因为中枢神经受损后，姿势的改变会出现异常的肌紧张。

4. 姿势和体位的处理在疾病发生后即刻进行，并贯穿始终。

五、护理原则

1. 从被动运动、辅助主动运动、姿势控制主动运动一直到随意主动运动，并不断给予正确的运动模式。

2. 主动运动应按照运动发育的顺序和不同姿势反射水平进行。

3. 按翻身、坐、坐位平衡、双膝立位平衡、单膝立位平衡、坐到站、站立平衡、步行顺序进行护理。

六、护理注意事项

1. 康复护理不是护士一个人的事情，要求患者、家属共同参与，只有发挥个人的主观能动性，才能起到事半功倍的效果。

2. 进行康复训练时，安全是第一位的，软瘫期要防止坠床，体位转换时防止脱位，避免关节损伤、受压。

3. 坐位训练时，动作要慢，防止体位性休克。

4. 站立步行时，更要强化安全意识，患者不可过于自信，一定要有专人在患侧保护，选择平衡、防滑、无障碍环境进行训练，防止因跌倒而引起二次损伤。

5. 偏瘫患者在康复训练时，由于功能恢复缓慢，容易出现烦躁情绪，不愿训练。护士应了解患者的思想状态，说明其训练的重要性和循序渐进性，对患者的每一点进步都应给予肯定和鼓励。建立患者的自信心，并使其持之以恒。

第二节　中风病中医护理方案

一、护理评估

1. 生命体征、意识、神志、瞳孔、肢体活动、语言表达等情况。

2. 生活方式及休息、饮食、排泄等状况。

3. 心理社会支持状况。

4. 辨证：痰蒙清窍证、痰热内闭证、元气败脱证之中脏腑证；风火上扰证、风痰阻络证、痰热腑实证、气虚血瘀证、阴虚风动证之中经络证。

二、常见证候施护

（一）意识障碍

1. 密切观察神志、瞳孔、心率、血压、呼吸、汗出等生命体征变化，及时报告医师，配合抢救。

2. 保持病室空气流通，温湿度适宜，保持安静，避免人多惊扰。

3. 取适宜体位，避免引起颅内压增高的因素，如头颈部过度扭曲、用力，保持呼吸道通畅等。

4. 定时变换体位，用温水擦身，保持局部气血运行，预防压疮发生。

5. 眼睑不能闭合者，应覆盖生理盐水纱布或涂金霉素眼膏；遵医嘱取藿香、佩兰、金银花、荷叶等煎煮后，做口腔护理。

6. 遵医嘱鼻饲流质饮食，如肠外营养液、匀浆膳、混合奶、米汤等。

7. 遵医嘱留置导尿，做好尿管护理。

8. 遵医嘱给予醒脑开窍药枕，置于患者枕部，借中药之辛散香窜挥发之性刺激头部腧穴，如风池、风府、哑门、大椎等。

（二）半身不遂

1. 观察患侧肢体的感觉、肌力、肌张力、关节活动度和肢体活动的变化。

2. 加强对患者的安全保护，如床边上床挡，防止坠床摔伤；每日用温水擦拭全身 1 ～ 2 次，按摩骨隆突处和经常受压部位，促进血液循环，预防压疮发生等。

3. 协助康复医师进行良肢位摆放，经常观察并及时予以纠正；指导并协助患者进行肢体功能锻炼，如伸屈、抬肢等被动运动，注意患肢保暖防寒。

4. 遵医嘱穴位按摩，患侧上肢取穴极泉、尺泽、肩髃、合谷等，患侧下肢取穴委中、阳陵泉、足三里等。

5. 遵医嘱艾条灸，患侧上肢取穴极泉、尺泽、肩髃、合谷等，患侧下肢取穴委中、阳陵泉、足三里等。

6. 遵医嘱中药熏洗，在辨证论治原则下给予具有活血通络中药，进行局部患肢熏洗，每日 1 次或隔日 1 次。

（三）眩晕

1. 观察眩晕发作的次数、程度、持续时间、伴随症状等。遵医嘱监测血压，若出现血压持续上升或伴有眩晕加重、头痛剧烈、呕吐、视物模糊等变化时，及时通知医师，做好抢救准备。

2. 向患者讲解发生眩晕的病因、诱因，指导患者避免诱因的方法，如自我调适以保持心理平衡，避免急躁、发怒等不良情绪刺激，改变体位时动作缓慢，避免深低头、旋转等动作，防止摔倒。

3. 眩晕发作时，应卧床休息，头部稍抬高；呕吐时取侧卧位，做好口腔护理。保持室内安静，空气流通，光线调暗，避免光刺激。多做解释工作以消除患者紧张情绪。

4. 遵医嘱穴位按摩：适用于风痰阻络，阴虚风动引起的眩晕头痛。取穴百会、太阳、风池、内关、曲池等，每日 4 ～ 5 次，每次 30 分钟。

5. 遵医嘱耳穴贴压（耳穴埋豆），取穴神门、肝、脾、肾、降压沟、心、交感等，每日按压 3 ～ 5 次，每次 3 分钟，隔日更换 1 次，双耳交替。

6. 遵医嘱穴位贴敷，取穴双足涌泉穴，每日 1 次。

（四）痰多息促

1. 密切观察痰的颜色、性状、量及气味，有无喘促、发绀等伴随症状，必要时给予氧气吸入。

2. 保持室内空气流通、温湿度适宜，避免外感风寒。

3. 保持呼吸道通畅，定时翻身拍背，及时清除口腔内分泌物，每日用中药漱口液清洁口腔 2 次；痰液黏稠时多饮水，或遵医嘱予雾化吸入，促进痰液排出；神昏或痰多无力咳出者，可行机械吸痰。

4. 循经拍背法：排痰前，沿脊柱两侧膀胱经，由下往上轻轻叩打，每日 2 ～ 3 次，每次 20 分钟；根据痰液的多少，增加叩打的力度、时间、次数。

5. 遵医嘱穴位贴敷，取穴肺俞、定喘、天突等。

（五）高热

1. 遵医嘱定时观测体温，监测生命体征及汗出情况，及时擦干皮肤，更换汗湿的衣服、被褥等，保持皮肤和床单位清洁、干燥。

2. 遵医嘱采用亚低温治疗仪、中药擦浴、头部冷敷等物理降温方法。

3. 遵医嘱穴位按摩，取穴大椎、合谷、曲池等。

4. 指导患者多饮温开水，使用漱口液漱口，使用中药时应遵医嘱。

5. 进食清热生津之品，如西瓜、荸荠等。忌辛辣、香燥、助热动火之品。

（六）言语謇涩

1. 观察患者语言功能情况，建立护患交流板，与患者达到良好沟通，从患者手势及表情中理解其需要，可与患者共同协调，设定一种表达需求的方法。无法用手势及语言表达的患者，可利用物品或自制卡片；对于无书写障碍的失语患者，可借助文字书写的方式来表达患者及亲属双方的要求。对家属进行健康宣教，共同参与语言康复训练。

2. 鼓励患者开口说话，随时给予肯定。在此过程中，尽量减少纠正，更不应责难，以增强患者的信心。对遗忘性患者，应有意识地反复进行，以强化记忆。

3. 配合康复治疗师进行语言康复训练，包括放松疗法、发音器官运动训练、呼吸训练、发音训练及语言矫治等。初期可用手势或书面笔谈，加强沟通，进而从简单的字、音、词开始。鼓励患者读书看报，适当听收音机。

4. 遵医嘱穴位按摩，取廉泉、哑门、承浆、大椎等穴。

（七）吞咽困难

1. 协助医师进行吞咽试验，以观察有无呛水、呛食等情况。对轻度吞咽障碍者，以摄食训练和体位训练为主。

2. 遵医嘱胃管鼻饲，做好留置胃管的护理。

3. 对轻度吞咽障碍者，以摄食训练和体位训练为主。如采用改变食物性状或采取代偿性进食方法，如用姿势和手法等改善患者吞咽状况。一般先用糊状或胶状食物进行训练，逐步过渡到普通食物。

4. 对中、重度吞咽障碍患者，应采用间接训练为主，主要包括增强口面部肌群运动、舌体运动和下颌骨的张合运动，以及咽部冷刺激、空吞咽训练、呼吸功能训练等。

5. 保持环境安静、舒适，减少进餐时分散注意力的干扰因素，如关闭电视、收音机等，指导患者进餐时不要讲话，防止误吸。

三、健康指导

（一）生活起居

1. 病室宜安静、整洁、光线柔和，避免噪声、强光等一切不良刺激。

2. 指导患者起居有常，慎避外邪，保持大便通畅，养成定时排便的习惯，勿努挣。

3. 注意安全。防呛咳窒息、跌倒坠床、烫伤等意外发生。做好健康宣教，增强患者及家属的防范意识。

（二）饮食指导

中脏腑昏迷或吞咽困难者，应根据病情予以禁食或鼻饲喂服，以补充足够的水分及富有营养的流质，如米汤、匀浆膳、混合奶等。饮食忌肥甘厚味等生湿助火之品。

（三）情志调理

具体详见“第六章第六节”。

第三节　良肢位摆放

一、定义

良肢位是将患侧肢体置于抗痉挛的位置。急性期患者的大部分时间是在床上度过的，床上正确的体位摆放是预防关节挛缩变形的重要方法之一，因为制动超过3周，关节周围的疏松结缔组织会变为致密结缔组织，从而导致关节挛缩变形。脑血管病一旦造成肢体瘫痪，往往同时伴有肌张力的改变及痉挛状态的出现。良肢位可有效地克服异常痉挛肌，使其与拮抗肌处于平衡状态，减少痉挛发生。因此，正确的体位摆放应贯穿在偏瘫后的各个时期。

二、护理目标

1. 防止肌肉弛缓或痉挛。

2. 防止因安静卧位引起的继发性功能障碍，最大限度地保持各关节的活动范围。

三、常见良肢位摆放方法

（一）仰卧位

1. 偏瘫侧肩放在枕上，保持肩前伸，外旋。

2. 偏瘫侧上肢放在枕上，外展20°～40°，肘、腕、指关节尽量伸直，掌心向上。

3. 偏瘫侧臀部固定于枕上。

4. 偏瘫侧膝部外侧应放在枕上，防止屈膝位控制不住致突然髋膝旋而造成股内收肌拉伤，膝下垫一小枕，以保持患膝稍屈，足尖向上。

（二）患侧卧位

1. 躯干略后仰，背后放枕头固定。

2. 偏瘫侧肩向前平伸外旋。

3. 偏瘫侧上肢和躯干呈 90°，肘关节尽量伸直，手掌向上。

4. 偏瘫侧下肢膝关节略弯曲，髋关节伸直。

5. 健侧上肢放在身上或枕上。

6. 健侧下肢保持踏步姿势放枕上，膝关节和踝关节略屈曲。

（三）健侧卧位

1. 躯干略前倾。

2. 偏瘫侧肩关节向前平伸，患肩前屈 90°～ 100°。

3. 偏瘫侧上肢放枕上。

4. 偏瘫侧下肢膝关节、髋关节略弯曲，下肢放在枕上，避免足外翻。

5. 健侧上肢摆放以患者舒适为宜。

6. 健侧下肢膝关节、髋关节伸直。

（四）床上坐位

1. 将大枕垫在后背，使躯干伸直。

2. 髋关节屈曲呈 90°，双膝伸展，患膝下垫一小软枕。

3. 双上肢置于跨床小桌上，患肘及前臂下垫一枕，使上肢及手伸展，肩关节前伸、前臂旋后 90°。

（五）椅坐位

适用于神志清醒、无运动禁忌的心脏病和全身合并症、无神经系统症状加重者。与卧位相比，坐位有利于躯干伸展，改善通气，促进日常生活活动能力的恢复，如厕、坐轮椅、椅上进食等，从而扩大患者的活动范围，改善患者的身体及精神状态，为进一步康复创造条件。其方法：头、颈、躯干保持左右对称，挺直身体。患肩用枕承托，双手放于桌上，手掌向上，髋、膝、踝分别保持 90°屈曲位，臀部坐在椅子的后部，双侧身体均等负重，小腿与地面垂直。

四、良肢位摆放注意事项

1. 卧位时，床应放平，避免抬高床头或床尾。

2. 患侧手中与足底不应放置任何物品。

3. 枕的大小、硬度适宜。

4. 良肢位是从治疗角度出发设计的临时性体位，关节挛缩影响运动功能，必须定时进行体位变换。每隔 2 ～ 3 小时对患者进行体位变换和矫正。

5. 仰卧位因受到紧张性颈反射和紧张性迷路反射的影响而出现姿势异常。此外，足跟部、足跟外侧、外踝等处容易出现褥疮。因此，应尽量减少仰卧位的时间。

6. 坐位时，患者的意识应在嗜睡状态以上，全身情况稳定，无运动的禁忌证。

7. 坐起时，如有体位性低血压，应立即中止坐位，卧床休息，并展开针对体位性低血压的治疗措施。待血压稳定后，采取逐渐增加角度、时间的被动坐起方式。

8. 经常巡视病房，发现患者患肢摆放体位不当时，应及时纠正。

第四节　日常生活活动训练

一、定义

日常生活活动（activity of daily living，ADL）是指人们为了维持生存以及适应生存环境而每天必须反复进行的、最基本的、最具有共同性的活动。通常指起床、穿衣、进食、上厕所、个人清洁卫生和移动等。这种活动对正常人来说是非常简单、极易完成的，而对中风患者来说则是一种难度很大的活动。ADL 的训练对中风患者来说至关重要，不仅能使患者逐渐恢复生活自理能力，而且能增强患者恢复健康的信心。具备日常生活活动能力、生活自理能力是患者进入社会的重要前提。

ADL 的训练应从病情稳定后开始，并与其他基础训练同时进行。此项训练强调患者要尽量做自天力所能及的事，尽量用患手完成，以增强独立能力及患手功能的恢复。这些训练不仅仅是局限于患侧肢体的功能恢复，而且更加注重整体功能的改善。

二、护理目标

1. 患者能够接受护理人员所给予的帮助。

2. 患者基本日常生活能力提高，无不良事故发生。

三、日常功能训练的方法

（一）体位转移

体位转移是ADL训练最基本的内容，也是其他ADL训练的基础。不能完成体位转移的患者，很难进行更衣、行走及个人卫生的训练。体位转移的内容主要有床上活动、坐起、站立及其相对位置的转移。

1. 床上翻身

（1）仰卧→健侧位

自助：健脚插入患侧跟腱下方→双手叉握，向上伸展后→左右摆动，加大幅度→摆至健侧时顺势翻向健侧→健脚带动患侧翻身。

一人协助：

方法一：患者仰卧，双手叉握→协助者屈曲患者下肢→双手放于患者臀部和肩部→协助患者向健侧翻身→摆放好肢体。

方法二：健脚插入患侧小腿后方→患手在胸前，健手于外展位→协助者一手扶患者后背，一手插入交叉两腿间→患者翻身，对相应部位予以辅助。

（2）仰卧位→患侧位

自助：仰卧位，双手交叉握住→由健手带动患手伸直→健脚屈曲，患手外展位→健脚蹬床使身体向患侧旋转→健手向患侧前伸→带动肩部旋转，身体成侧卧位。

一人协助：患者健侧腿向患侧伸→健手向前摆→协助者一手放在患膝上方辅助患腿外旋，另一手可辅助患手及躯干翻动。

2. 床上移动

（1）侧方移动

双脚踩在床上→屈膝、抬臀→向一侧移动→协助者站在患侧→同方向移动肩、双腿→整理好肢体。

（2）前后方移动

患者坐在床上→重心移到一侧臀部→抬起对侧臀部并向前移→重心移至前移的臀部→抬起另一侧臀部并前移→协助者站在患侧，用手支撑患腿根部，帮助转移重心。向后方移动时，可按同样方法进行。

3. 坐起

（1）健侧自助坐起

健足插入患足下→翻身至半侧卧位→健腿将患腿移至床边，垂下小腿→用健侧肘撑起上身→伸直上肢至床边坐位。

（2）健侧一人协助坐起

健足插入患足下→协助者立于健侧床边→一只手托住健肩至后背部，另一只手握住患侧膝关节侧上方→双手扶住患者辅助转身坐起→患者同时用健侧上肢撑起上身→用健腿将患腿带至床下，完成床边坐位。

（3）患侧自助坐起

患者侧移至床边→健腿插入患腿下→健腿将患腿移至床边外，使患膝呈屈曲状→抬头向患侧旋转并抬起身体→健手撑在患侧成床上坐位，同时摆动健腿下床，完成床边坐位。

（4）患侧一人协助坐起

将患者移至床边→患侧靠近床边→患膝屈曲，小腿垂在床边→患者用健手支撑起上身至床边坐位→协助者辅助躯干抬起。

4. 站起动作

（1）主动站起

患者坐位，双脚平放地上同肩宽→双手叉握，双肘伸直向前够→头向前，屈曲髋关节，身体向前倾→重心移至脚→双脚及双腿一起用力→伸展髋或膝关节而站起→坐下然后挺胸、收臀、站直。

（2）一人协助站起

方法一：患者坐位，双手叉握，伸直肘关节→协助者站在患侧，一手固定患者膝部，一手扶住患者的腋窝→辅助患者抬起身体。通过练习，可逐渐减少辅助量，直至患者可独立完成。

方法二：患者坐位，双手叉握，伸直肘关节→协助者站在患者的对面→协助者的左膝关节固定患者的左膝部→双手扶住患者的双肩，辅助患者身体前倾并抵住患者膝关节→辅助患者抬起身体。通过练习，可逐渐减少辅助量，直至患者独立完成。

5. 床上→轮椅

（1）一人协助

轮椅放在健侧旁，与床呈对 5º，刹好手刹→患者坐在床边，双脚放于地面上→协助者面对患者→用下肢固定住患侧下肢→患者的健手绕在协助者脖子上或搭肩上→协助者把住患者腰背部→患者身体向前，重心移至脚上，臀部离开床面→健脚为轴，旋转身体→臀部对准椅面坐下，整理好坐姿。通过训练，可逐渐减少辅助量，尽早使患者自己完成。

（2）自助

轮椅放在健侧，与床呈对 45°，刹好手刹→患者用健手扶轮椅扶手站起→健脚为轴，旋转身体→臀部对准椅面坐下，整理好坐姿。

6. 轮椅→床上

（1）一人协助

患者健侧近床边，轮椅与床呈 45°，刹好手刹→患者身体向前移动，移开踏板→协助者一只脚放入患者双脚之间，用手扶住患者腰背部→让患者坐起→以健脚为轴，半转动身体，坐到床沿上→协助者单手插入患者膝下，另一手托住患者脖子，让患者躺下。

（2）自助

患者健侧近床边，轮椅与床呈 45°，刹好手刹→患者身体向前移动，移开踏板→健手扶住轮椅扶手站起→健手伸向床面→半转身坐在床边→健侧脚勾起患侧脚，抬到床上，顺势改变支撑手而躺下。

（二）喂食

1. 桌子及餐具

（1）桌子宜坚固稳当，桌面不放进食以外的东西。

（2）尽量使用较深的碗，以防食物撒到外面。

（3）放防滑垫可帮助固定餐具。

2. 进食

患者坐直→患手抵住桌子→健手进食（使用经过改制的勺或筷子等，便于进餐）→将食物送入口腔后部。

3. 吞咽 告诉患者细嚼慢咽，防止呛咳。

4. 进食的注意事项

（1）进食宜少量多餐；避免进食松脆的、需要多加咀嚼的、有骨的、混合质地的食物。

（2）进食前要坐直，头放正中位置并微微俯下；要带合适的假牙；进食前清洁口腔；椅子上不放引起分心的物品。

（3）进食时，不准谈笑及发出声音；要把食物放在口腔的健侧，小口慢慢进食；吞完一口后，才进食另一口；遇上咳嗽时，要立刻停止进食，把剩余在口腔的食物取出，休息片刻。

（4）进食后，保持舒适的坐姿（背部与坐位水平面不少于45°）半小时至一小时。

（三）个人卫生

1. 洗脸

盛好水→健手持毛巾洗脸→利用水龙头拧干毛巾擦脸。使用轮椅的患者，其所用的洗脸池高度应在前 70 ～ 80cm。

2. 洗手

洗健手→健手在改造后的细毛刷（毛刷背面加两个吸盘，吸在洗手池上）上来回刷洗。擦健臂→患侧前臂和腹部夹住干毛巾→健手在毛巾上来回擦拭。

3. 刷牙

患手有少许功能时，应用患手持牙膏→健手挤牙膏→健手刷牙。

患手功能完全丧失时，用健手单独完成。

刷洗假牙：可参照“洗手”方法进行。

4. 剪指甲

患手手掌按压指甲刀柄，指甲刀柄向下压，剪断指甲；或用健脚压指甲刀柄来剪健手指甲。

（四）穿脱衣物

1. 穿脱内衣

（1）穿内衣：患者取坐位→内衣平铺于双膝上（正面朝下、背面朝上，衣襟靠近身体，领口位于膝部）→健手抓衣襟部，患侧上肢从袖口穿出→健手穿过袖口→双侧袖口拉至肘部以上→健手抓住衣服后身，颈部前屈，领口自头部穿过→健手拉平衣服的各个部分。

（2）脱内衣：采用与“穿内衣”相反的动作步骤即可。

2. 穿脱外衣

（1）穿外衣：患者取坐位，衣服铺于双膝上→健手抓住衣领及肩部，患侧上肢自袖口穿过→健手沿衣领将衣服从体后绕过→健侧上肢自袖口穿插过→健手将衣服各部分整理平整。

（2）脱外衣：先将患侧衣服肩部退于肘部以下→肩部脱下健侧的衣服→自肘部脱下上衣。

3. 穿脱裤子

（1）穿裤子：患者坐于椅上→患侧下肢搭在健侧下肢上→健手将裤腿穿过患侧下肢，拉至膝部→放下患肢→另一侧裤腿穿过健侧下肢→起立，将裤子提至腰部→健手递纽扣或者挂钩。

（2）脱裤子：采取与“穿裤子”相反的动作步骤即可。

4. 穿袜子

患者坐于椅上→患脚搭在健脚上面（或患脚放在矮凳上）→用健手穿袜子。

5. 穿鞋子

患脚搭在健脚上面（或患脚放在矮凳上）→用健手穿鞋并用鞋拔协助。

（五）入厕活动

1. 轮椅患者入厕动作

（1）床至厕所及厕所至床的移动：与床至轮椅或轮椅至床的转移动作一样。

（2）轮椅至坐便器及坐便器至轮椅的移动动作

方法一：驱动轮椅，直对坐便器停住，拉紧手刹→手扶轮椅扶手站起→健手把住轮椅扶手，以健侧下肢为中心旋转身体→坐向坐便器。

方法二：驱动轮椅，斜对坐便器停住，拉紧手刹→健手扶住固定于墙壁的垂直扶手起立→以健侧下肢为中心旋转身体→坐向坐便器。

（3）排尿和排便前后的穿脱裤子动作：身体靠在扶手→健手在身体前后从左、右侧反复上提或下退→在患者对动作掌握不充分时，必须有辅助者保护，以确保安全。

（4）排便后的清洁处理：①取卫生纸（卫生纸应固定在患者健手可以触到的位置）：撕纸时，可用中指和无名指按住纸架上方的挡板，用拇指和示指捏住卫生纸一点一点撕开；②擦拭：臀部略向前移动，躯干略微前倾，健手擦拭即可；③冲水，健手按压坐便器冲水的开关。

2. 使用床边坐便器

坐便器置于患者健侧床尾→手扶床栏坐起→健手掀开便器盖子→退下内裤，健手扶住床栏起立→身体背向坐便器坐下，排便。完成排便后，用相反的动作返回床上。大多数患者知道大小便。男性患者可使用尿壶，帮助其完成小便；女性患者可使用塑料便盆，帮助其完成大小便。

（六）沐浴

1. 淋浴 使用特制的木制或塑料制椅子，坐在椅子上淋浴。

2. 盆浴 出入浴缸时困难较大，在墙壁上应安装固定扶手，便于患者使用。或在浴缸的一侧铺放一块结实的木板，患者坐于上面再利用扶手支撑，分别将双下肢移入浴缸。

3. 改制的洗澡用具 可在普通的刷子上固定一个长柄，使患者便于清洗后背。或在毛巾的一侧固定一个用布带子制成的环，洗澡时将环套在患手腕部，患手置于后腰部，这样只需要健手的上下用力，就可以轻松清洗后背。浴巾可利用健手及患手腋窝来拧开。

（七）步行

1. 一人协助步行 协助者站在患者背后，用一只手握住患者的患侧髋关节，另一手握住患者的健侧肩关节，协助躯干扭动。

患者迈出患侧下肢→协助者协助患者骨盆旋转及重心移动→患者迈出健侧下肢。

2. 侧方步行 协助者站在患者的对面，双手握住患者的双手，双脚分开同肩宽，嘱患者健侧脚向健侧方迈出一步，协助者也随之迈出，患者患侧脚随之跟上。

3. 扶拐杖步行

健手单拐或四角拐移出→患腿迈出→健腿迈出，视患侧下肢支撑功能，决定健腿迈出步幅的大小。

4. 用床挡步行

（1）侧方步行：健手握住床挡，身体与床正对，患脚向侧方迈出；然后健侧手脚并拢，反复练习。

（2）前立步行：健手握住床挡，身体与床平行，健手前握，先患脚迈出，后健脚迈出。

5. 自己步行练习

患者立位，双脚同肩宽。先迈出患脚，重心移到患脚上；然后再迈出健脚，重心移到健脚上。如此反复练习。

（八）上下楼梯

1. 上楼梯

（1）协助上台阶

患脚上台阶：协助者站在患者的患侧方，用手扶住患膝关节；然后患者抬起患侧下肢，健侧下肢负重，患脚抬到台阶上。

健脚上台阶：协助者站在患者的患侧方，用手扶住患膝关节；然后患者抬起健下肢，患侧下肢负重，健脚抬到台阶上。

（2）自助上楼梯

扶手上台阶：健手扶住扶手→重心转移到患脚上→健脚迈上台阶→当患者将重心前移至前面的健脚上时，患脚迈上台阶。

手杖上楼梯：患者健手持手杖放在上一级台阶→重心向患脚转移→健脚迈到上一级台阶，伸直健脚→患脚膝屈曲迈上台阶。注意患侧骨盆不要上抬。

2. 下楼梯

（1）自助下楼梯

扶手下台阶：健手扶住扶手→重心转移到健脚上→患脚下楼梯→重心转移至患脚上→健脚迈下。下楼梯时，患者往往会感到害怕，有时可采用倒下的办法来改善髋关节的伸肌群。

（2）拐杖下楼梯：健手持拐杖放至下一级台阶→重心向健脚转移→患脚迈至下一级台阶→重心向患脚转移→健脚迈下台阶。患脚迈下时，注意防止患脚内收。

四、护理评价

1. 患者通过接受护理人员的帮助，可提高日常生活的自理能力。

2. 患者的基本日常生活活动无不良事故发生。

第五节　二便护理

一、定义

排泄是机体将新陈代谢所产生的废物排出体外的生理活动，是人体的基本生活需要，对维持机体内环境相对稳定和维持生命起重大作用。

二、排泄的主要方式是排便和排尿。

（一）排便的护理目标

通过训练，可使患者形成有规律的排便习惯。

1. 排便评估

（1）听诊：腹部肠蠕动情况及有无胀气。

（2）直肠检查：肠道是否通畅，有无大便填塞。

（3）触诊：腹部可否扪及粪团。

（4）询问排便及用药史：过去排便形态、饮食习惯、软便剂药物使用情况。

（5）评估患者是否符合肠道功能训练的纳入标准：患者必须符合以下 1 ～ 4 项中的任何一项，并且完全符合第 5 项的要求：①便秘、大便失禁；②脊髓损伤；③三天未解大便；④便难解，耗时 30 分钟以上；⑤生命体征平稳，无高血压、心脏病、肠癌、直肠肿瘤、痔疮、腹泻等病症。

（6）评估有无影响排便的因素：如年龄、饮食习惯、生活习惯、日常活动情况、心理因素、社会文化因素、疾病、药物、治疗和检查因素等。

（7）评估排便习惯：患者以往的排便习惯，习惯在哪个时段排便，然后确定排便训练时间。

（8）肠鸣音评估：在脐部听诊，正常为 4 ～ 5 次 / 分，＜ 4 次为减弱，＞ 10 次为亢进。

（9）肛门括约肌反射：反射存在是指肛门括约肌有收缩反应，反射消失是指肛门括约缩肌无收缩反应。

2. 排便异常的类型

（1）便秘：排便次数减少，一周内排便次数 2 ～ 3 次以下，大便形态改变，排出过干过硬的粪便，或排便不畅。其原因为长期卧床或活动减少，排便习惯不好，排便时间或活动时间受限制；或饮食结构不合理，饮水量不足；或中枢神经系统功能障碍；或不合理使用某些药物，滥用缓泻剂、栓剂和灌肠等导致肠道功能受抑制而致。

（2）腹泻：正常排便形态和性状改变，肠蠕动增快，排便次数增多，粪质稀薄不成形。其原因为饮食不当，或使用导泻剂不当，或情绪紧张焦虑，使肠蠕动加快而致。

（3）粪便嵌塞：粪便滞留直肠内过久，水分不断被大肠吸收，粪便变得坚硬而不能排出。其原因为便秘未及时解除而致。

（4）排便失禁：肛门括约肌不受意识控制而不自主地排便。其原因为神经肌肉系统的病变或损失，如瘫痪、精神障碍、情绪失常等所致。

（5）肠胀气：胃肠道内因过量气体积聚而不能排出。其原因为食入过多产气食物，使肠蠕动减慢所致。

3. 排便异常的护理

（1）便秘护理

帮助患者重建正常排便习惯：理想排便时间是餐后（早餐后最佳），每天固定在此时间排便，不随意使用缓泻剂及灌肠。

简易通便术：用 20mL 注射器抽开塞露 10 ～ 20mL 接普通吸痰管，并沿直肠壁插入 7 ～ 10cm 后注入，具有软化粪便、润滑肠壁、刺激肠蠕动的作用。注意事项：指导患者不应在药液挤后立即排出。

扩肛术：患者取左侧卧位，护士戴手套，食指或中指涂润滑油，缓缓插入肛门内，用指腹进行顺时针肛门括约肌按摩 3 ～ 5 圈，每圈 5 ～ 10 秒，然后把直肠壁向肛门一侧缓慢持续地牵拉。

人工取便术：用手指插入肛门内，破碎并取出嵌顿粪便的方法。常用于粪便嵌塞患者采用灌肠等通便术无效时，以解除患者痛苦。

中医护理技术：①穴位按摩：取胃俞、脾俞、内关、足三里、中脘、关元等穴。腹胀者加涌泉，用揉法。②耳穴贴压（耳穴埋豆）：遵医嘱取主穴大肠、直肠、三焦、脾、皮质下。配穴小肠、肺。③艾条温和灸：遵医嘱。脾弱气虚者，选穴脾俞、气海、太白、三阴交、足三里；肠道气秘者，选穴太冲、大墩、大都、支沟、天枢；脾肾阳虚者，选穴肾俞、大钟、关元、承山、太溪。于腹部施回旋灸，每次 20 分钟。④葱白敷脐（行气通腑）：取适量青葱洗净沥干，用葱白加适量食盐，捣烂呈糊状，敷贴于脐周，厚薄为 0.2 ～ 0.3cm，外用医用胶贴包裹，用纱布固定，每日 1 ～ 2 次，每次 1 ～ 2 小时。

合理安排饮食：饮食以粗纤维为主，多食增加胃肠蠕动的食物，如黑芝麻、蔬菜、瓜果等；多饮水，戒烟酒；禁食产气及刺激性的食物，如甜食、豆制品、洋葱等。热秘患者以清热、润肠、通便饮食为佳，可食用白萝卜、蜂蜜汁；气虚便秘患者以补气血、润肠通便饮食为佳，可食用核桃仁、松子仁等，芝麻粥适用于各种症状的便秘。

鼓励患者适当运动：根据患者的身体状况，拟定规律的运动计划，并协助患者进行，如 Bobath 握手、桥式运动等。指导患者进行增强腹肌和会阴部肌肉的锻炼。

提供适当排便环境：患者排便时，应避免干扰。

选择恰当排便姿势：常用的有蹲位和坐位，对于不能下床者，应有计划地训练在床上使用便器。

腹部环形按摩：顺时针方向按摩下腹部 20 分钟，即按结肠行走方向，由升结肠、横结肠、降结肠、乙状结肠顺序做环形按摩，手法由轻到重，再由重到轻。同时，患者应配合做收、提肛肌运动，以增强肛部神经敏感性，刺激括约肌收缩，增强肠蠕动，从而产生便意。

此外，遵医嘱可选用针刺疗法，或服用中药、缓泻剂，或灌肠。慢性便秘选用蓖麻油、番泻叶、酚酞（果导）、大黄等。

（2）腹泻护理：①去除病因：肠道感染，遵医嘱给予抗生素治疗。②卧床休息：注意腹部保暖，以减少肠蠕动。③饮食护理：鼓励患者多饮水，给予清淡的流质或半流质；严重腹泻者，应禁食。④防治水电解质的紊乱：必要时按医嘱给予止泻剂，或口服补液盐或静脉输液。⑤维持皮肤完整：保护肛门周围皮肤，便后用温水清洗，必要时肛周涂润肤霜、油膏和爽身粉。⑥密切观察病情：记录排便性质、次数。

（3）排便失禁护理：①维持皮肤完整性：床上铺尿不湿，及时更换被粪便污染的衣裤、床单和被套，大便后用温水擦洗肛周和臀部皮肤，注意观察骶尾部皮肤，预防压疮发生。②帮助患者重建正常排便控制能力：了解其排便时间及规律，定时给予便器。如无排便规律，也可定时（每隔数小时）送便器，促使患者按时自己排便。

（4）粪便嵌塞护理：①使用栓剂、口服缓泻剂润肠通便；②行油类保留灌肠，2～3 小时后行清洁灌肠；③灌肠无效者，可行人工通便。

（5）肠胀气护理：①养成细嚼慢咽的良好饮食习惯。②去除引起肠胀气原因的食物，如豆类、土豆和饮料。③鼓励患者活动，卧床患者可在床上活动或变换体位，病情允许时，可协助患者下床活动。活动可刺激肠蠕动，排除积气，促进肠毛细血管对气体的再吸收。④轻微胀气时，可行腹部热敷或腹部按摩或针刺疗法。严重胀气时，应遵医嘱给予药物治疗或肛管排气。

（6）反射性大肠护理：①指力刺激：协助患者左侧卧位，护士示指或中指带指套，涂润滑油，缓缓插入肛门，每次指力刺激可持续 15～20 秒，直到感觉肠壁放松、排气、有粪便流出。如发现患者肛门有粪块阻塞，可先用手指挖便方法将直肠的粪块挖出，再进行指力刺激，指力刺激可诱发肠道反射，促进粪团排出。②腹部按摩：在指力刺激前，或同时做腹部顺时针方向按摩，护士用手掌或单手或双手的食指、中指、无名指自右向左，沿着患者的结肠解剖位置——升结肠、横结肠、降结肠、乙状结肠方向，即自右下腹、右上腹、左上腹、左下腹做顺时针环形按摩，促进肠蠕动，加速粪块排出。

（7）弛缓性大肠护理：①手指协助排便：护士示指或中指带指套，涂润滑油，缓慢插入肛门，由内向外挖出粪块，将直肠内粪便挖清。②肠道功能训练：通过盆底肌功能训练、腹肌训练等以增强对排便控制，养成定时排便习惯。③床上排便姿势训练：患者取坐位或床头抬高 45°。床上使用便器，并在床旁保护患者，防止跌倒；询问患者感受，若发现患者有面色苍白、冒冷汗等不适时，应立即停止并取平卧位。④排便训练步骤：在固定时间段内进行排便训练；排便前做顺时钟方向腹部按摩约 30 分钟；试行自行排便；不能自行排便或无便意时，应进行肛门刺激或直肠指力刺激；当以上情况仍无法解出大便时，可遵医嘱使用肛门栓剂（饭前 30 分钟）或灌肠。

（8）排便异常的饮食护理：①鼻饲流质：不能经口进食或吞咽功能障碍的患者，应给予流质鼻饲。鼻饲时，应给予足够水分和营养，每日给予蜂蜜 20mL 稀释后鼻饲，也可注入果汁或牛奶。②食用富含纤维素的食物：如麦胶、大蕉、火龙果、蔬菜、玉米、水果汁等。③饮水计划：每天早晨空腹喝加有蜂蜜的温开水一杯，每天饮水 2000 ～ 2500mL。④避免进食的食物：应避免进食刺激性、发霉或烧焦食物，或过油及油炸食物；避免抽烟、喝含有酒精的饮料，以及进食过量水果、辣椒、咖啡等。

4. 排便异常护理的注意事项

（1）排便训练过程注意事项：①均衡饮食，适量运动。②配合以前排便形态，或定时在某餐饭后（最好是早餐后）进行。③排便训练时，保持环境安静，避开进餐、查房、接受治疗及护理时间。

（2）观察记录排便训练情况：记录每次排便的日期、时间、体位、大便的性质等，以便观察排便规律。

（3）指导患者养成定时排便的习惯，在病情允许情况下协助患者上洗手间排便，防止跌倒，避免受凉。

（4）无论何种类型的神经源性大肠病变，在进行肠道护理之前，均应将肠道中积存的粪便排清。

（5）肠道训练时间要符合患者的生活规律。

（6）患者腹泻时，注意对肛门周围皮肤保护。

（7）室内开窗通风，保持空气新鲜，去除不良气味。

（8）保持大便畅通，预防因便秘而加重病情，防治中风的再次发生。

（9）排便训练是一个缓慢的过程，坚持几周甚至数月，指导患者不要因暂时效果不佳而停止训练。

5. 护理评价 患者或家属满意；患者养成有规律的排便习惯。

（二）排尿的护理目标

定期排空膀胱；维持膀胱功能；预防泌尿系统感染。

1. 异常膀胱类型

（1）神经源性膀胱：任何与排尿有关的神经受到损伤后，都会引起排尿功能障碍。

（2）弛缓性（自主性）膀胱：患者应尽早实施间歇导尿，减少膀胱内残余尿量，促进膀胱功能恢复和预防并发症的出现。

（3）痉挛性（反射性）膀胱：患者应尽早减少逼尿肌的不自主收缩，减少膀胱内压，预防上尿路的损伤。

2. 排尿障碍的常见临床类型

（1）尿潴留：指大量尿液存留在膀胱内而不能自主排出。尿潴留时，膀胱内容积可达 3000 ～ 4000mL，其症状有下腹部胀痛、焦虑不安、出汗、排尿困难等。腹部检查，可见耻骨上膨隆，触及囊样包块。

（2）尿失禁：排尿失去意识控制或不受意识控制，尿液不自主流出。

（3）少尿和无尿：成人尿液少于 400mL/24h 或 17mL/h 者为少尿。24 小时尿量少于 100mL 或 12 小时内无尿者，为无尿。

（4）多尿：24 小时尿量超过 2500mL。

3. 排尿异常护理

（1）尿潴留护理：①心理护理：安慰患者，消除其焦虑和紧张情绪。②提供适宜的排尿环境，关闭门窗，屏风遮挡。③调整体位和姿势，尽可能使患者以习惯姿势排尿，卧床患者应有计划地训练床上排尿。④排尿反射训练，如听流水声，或温水冲洗会阴。亦可针刺中极、曲骨、三阴交，或艾灸关元、中极等穴以刺激排尿。⑤男性患者可以用假性尿袋、尿壶、阴茎套，也可以用保鲜袋。中风患者用保鲜袋者相对较多。⑥热敷和按摩，或遵医嘱予以给药、导尿。

（2）尿失禁护理：①心理护理：尊重患者人格，给予安慰和鼓励，使其树立信心，积极配合治疗及护理。②外部引流：女性患者用女式尿壶紧贴外阴部接取尿液，男性患者用尿壶接尿，也可用阴茎套连接集尿袋接取尿液，每天定时取下阴茎套和尿壶，清洗会阴部和阴茎，并将其暴露于空气中，观察会阴部有无红肿、破溃。男性患者也可以用假性尿袋、尿壶、阴茎套、保鲜袋，中风患者用保鲜袋相对较多。③皮肤护理：保持皮肤清洁干燥，每日清洗会阴部，勤洗衣裤、床单。④重建正常的排尿功能：摄入适当液体，持续膀胱功能训练，锻炼肌肉力量，长期失禁患者可留置导尿。

（3）膀胱功能训练：其目的是保持有规律的排尿，每 3 ～ 4 小时 1 次；减少残余尿，避免因反流而致的泌尿系统感染，提高生活质量。缓解或解决排尿功能障碍，促进膀胱功能恢复，预防泌尿系统感染。其护理方法包括间歇导尿术、经尿道留置导尿术、耻骨上膀胱造瘘术等。

（4）中医护理特殊技术：遵医嘱选用以下中医护理技术 1 ～ 2 项：①艾灸：用艾条灸神阙、气海、关元、百会、三阴交、足三里等穴位，适用于气虚及元气衰败所致的二便失禁。②耳穴贴压（耳穴埋豆）：遵医嘱，取主穴大肠、小肠、胃、脾，配穴交感、神门。③穴位按摩：遵医嘱，取肾俞、八髎、足三里、天枢等穴，适用于气虚及元气衰败所致的二便失禁。④中药贴敷加红外线灯照射：中药置于患者中脘或神阙穴，将红外线灯放至距离穴位或病变部位 30 ～ 50cm 处直接照射，治疗 30 分钟，注意防烫伤。

（5）功能训练护理评估：①评估有无影响排尿的因素；②评估患者排尿活动情况；③评估患者是否符合膀胱功能训练的纳入标准。

4. 排尿异常注意事项

（1）操作前向家属及清醒患者做好解释工作，以取得合作。

（2）了解患者排尿时间及规律，在生理情况下，成人日间排尿次数为 5 ～ 6 次，夜间睡眠状态下排尿次数为 0 ～ 1 次，注意了解患者排尿异常变化，及时观察和记录残余尿量、排尿过程是否顺利。

（3）皮肤护理：在床上铺中单，使用尿垫或一次性纸尿裤，经常温水清洗会阴部，勤换衣裤、尿垫和床单，根据皮肤情况，定时按摩受压部位，防止压疮发生。

（4）心理护理：应热情对待患者，给予安慰开导和提供必要帮助，消除不良心理因素，使患者恢复健康的信心，积极配合治疗及护理。

5. 护理评价

（1）患者能自行控制排尿。

（2）无尿路感染。

（3）每次导尿使膀胱容量不超过 500mL。

第六节　皮肤护理

一、定义

人体的皮肤具有保护机体，调节体温，吸收、分泌、排泄及感觉等功能。正常皮肤可分为表皮、真皮、皮下组织三层。完整的皮肤是抵御外界有害物质入侵的第一道屏障。皮肤新陈代谢迅速，其代谢产物如皮脂、汗液、表皮碎屑等与外界细菌及尘埃结合成污物，粘附在皮肤表面，如不及时清除，可刺激皮肤，降低皮肤抵抗力，以致破坏其屏障作用，成为细菌入侵的门户，易造成各种感染。

二、护理目标

患者皮肤未发生压疮。

三、皮肤护理目的、意义及方法

1. 目的　进行皮肤护理可以观察和了解患者的一般情况，达到清洁皮肤，促进血液循环，增强排泄功能，预防感染及压疮等并发症。可以活动肢体，防止肌肉挛缩和关节僵硬等并发症，满足患者对舒适和清洁的需要。

2. 意义　中风病期间，从发病开始至前两周，这个时期病情一般不是十分稳定，皮肤护理得好，可以减少很多并发症，缩短住院时间，减少医疗护理费用，以促进患者肢体功能恢复，特别是对压疮的预防及肢体功能恢复都有很大作用。

3. 皮肤护理的方法

（1）全背按摩：协助患者翻身侧卧位，清洁颈部、肩部、背部及臀部依次擦拭干净后，两手或一手蘸少许 50% 的红花酒精，用手掌按摩，从患者骶尾部开始，以环形手法沿脊柱旁向上按摩到肩部时手法稍轻，转向下至腰部，按摩后手再轻轻滑至臀部及尾骨处，再用拇指指腹由骶尾部开始沿脊柱按摩至第七颈椎处。

（2）受压处局部按摩：一手蘸少许 50% 红花酒精，用手掌大、小鱼际部分紧贴皮肤，压力均匀地做向心方向按摩，由轻到重，再由重到轻，每次 3 ～ 5 分钟。皮肤的评估包括皮肤的完整性、颜色、温度、质地、有无破损、皮疹、水泡或结节，皮肤病灶的部位及分布、皮肤的感觉、皮肤的清洁度等。异常的皮肤可以表现为皮肤的完整性缺如，颜色发红、发黑、表面破损、皮疹、水泡，局部感染等，主要异常表现是压疮。

四、压疮的预防及护理

（一）压疮的定义

压疮是由于局部组织长时间受压，血液循环障碍，局部持续缺血、缺氧、营养不良而导致的软组织溃烂和坏死。目前将其称为“压力性溃疡”，俗称“褥疮”。

（二）压疮发生危险因素的评估

造成压疮的主要力学因素是压力、剪切力和摩擦力。多种力联合作用的结果，是压疮发生的直接原因。评估患者发生压疮的危险因素，应主要考虑下列因素：

1. 活动受限 活动受限是发生压疮的一个重要因素，中风病发病期大多是表现为一侧肢体活动不利，半身不遂。无法自行翻身，减少身体活动，造成局部的长期受压。许多研究表明，活动障碍是压疮发生的独立危险因素。

2. 意识状态改变或感觉障碍 中风病发作时，患者神志可表现为意识模糊或昏迷，一侧肢体偏身感觉障碍。患者神志改变后不会意识到改变体位的需要，患者自理能力下降，皮肤感觉功能障碍可使人体对痛觉、触觉、温觉不敏感，对压力刺激不敏感，不会及时移动身体以缓解压力，因而容易发生压疮。

3. 皮肤受潮湿的刺激 中风病期，还可有大小便失禁、出汗等使皮肤潮湿，皮肤保护能力下降，细菌繁殖，容易发生破损和感染。

4. 营养不良 营养状况是影响压疮形成的一个重要因素。中风病发病时多数患者不能经口进食，长期可造成营养不良、肌肉萎缩、皮下脂肪变薄，使压疮发生的危险性增加。

（三）压疮的好发部位

仰卧位：枕骨粗隆，肩胛部、肘、脊椎体隆突处，骶尾部、足跟及足趾处。

侧卧位：耳部，肩峰、肋部、髋部，肘关节的内外侧、外踝。

坐位：坐骨结节。

（四）压疮的预防

脑卒中患者长期卧床，在康复护理中，有一项比较常规的内容，就是良肢位摆放，护理人员在康复医生及治疗师的指导协助下摆放。患者在卧位的时候，建议患者多向偏瘫侧卧位，上肢多保持成伸直状态，下肢摆放一个屈曲姿势，髋、膝、踝关节都呈 90 度，保持屈曲的姿势。让患者处于一个比较好的肢体位置，可以避免上肢和下肢痉挛的出现，对抗其肌张力增高的情况，也可避免局部组织长期受压，有利于预防压疮的发生。

1. 在工作中严格细致地交接全身皮肤情况及护理措施落实情况。做到六勤，即勤观察、勤翻身、勤擦洗、勤更换、勤沟通、勤交班。对长期卧床患者，每日应进行全范围关节活动，维持关节的活动和肌肉张力，促进肢体和皮肤的血液循环及增加营养，减少压疮发生。经常检查按摩受压部位，蘸少许 50% 的红花酒精用手掌大小鱼际肌紧贴皮肤，压力均匀地做向心性环形按摩，由轻到重，每次按摩 3 ～ 5 分钟，对已发红的软组织皮肤或已发生的压疮，只能用上述方法在周围按摩。改善机体营养状况及积极治疗原发疾病。重症长期卧床患者，由于疾病消耗，加之营养摄入减少，吸收功能下降，易致患者出现贫血、低蛋白血症，应根据病情尽量应用胃肠内营养，以调整肠道功能，如高蛋白、高热量、高维生素及富含钙及锌等饮食，如果汁、米汤、肉汤、菜汤、匀浆膳等。饮食忌肥甘厚味等生湿助火之品。肠内营养不能满足其需要时，应增加静脉营养，必要时输注血浆和白蛋白，保证全身营养支持，有利于提高皮肤的屏障功能。

2. 支持疗法，能经口进食的改善患者的全身情况和增强抵抗能力，保证患者每日进食量。风痰瘀阻者，宜进食祛风化痰开窍的食品，如山楂、荸荠、黄瓜。气虚血瘀者，进食益气活血或补益气血的食物，如山药、大枣、番茄、豆腐、黑木耳等，以增强抵抗力，促进疾病痊愈。食疗方：大枣滋补粥（大枣、枸杞、瘦猪肉）。肝肾亏虚者，进食滋养肝肾的食品，如芹菜黄瓜汁、清蒸鱼等。食疗方：百合莲子薏仁粥。

3. 对新入院患者进行压疮危险因素首次评估，对易发生压疮的患者宜睡海棉垫床或气垫床。早发现、早报告，确认压疮高危患者立即报告护士长，特殊患者 24 小时内向科护士长、压疮小组、护理部逐级上报。早落实，根据患者病情立即落实各项护理措施。早指导，对特殊病例护理，压疮护理小组及时会诊制定针对性及适宜的护理措施。

4. 中风患者偏瘫侧偏身痛，触、温觉减退，特别是年老体弱，皮肤皱褶多，薄弱者做理疗时，应经常巡视病房，询问患者有无疼痛、灼热感，以免发生烫伤。禁止直接用热水袋给中风瘫痪的患者使用。禁止独自搬动危重患者，禁止用酒精等消毒剂频繁过度清洁擦拭皮肤，定期更换衣服及床单，勤剪指甲，防止损伤皮肤。中风恢复期病情较稳定者，对患肢进行按摩，可促进血液循环，防止和减轻浮肿，同时还可预防压疮。在床上训练时，做双侧桥式运动，可将骶尾部及臀部抬起，对压疮的预防起一定作用。

5. 健康教育，如向患者及家属介绍压疮发生、发展及治疗护理的一般知识。指导其学会预防压疮的方法，如定时翻身、保持皮肤清洁、每日用热毛巾擦洗背部及受压部位、使用软枕等，使患者及其家属积极配合并参与活动。

（五）压疮预防的误区

1. 预防压力的误区 气垫圈使局部血循环受阻，造成静脉充血与水肿，同时妨碍汗液蒸发而刺激皮肤，特别是水肿和肥胖者更不宜使用。

2. 预防摩擦力的误区 局部按摩使骨突出处组织血流量下降，组织活检显示该处组织水肿、分离。应避免以按摩作为各级压疮的处理措施。

3. 预防潮湿的误区 使用烤灯等使皮肤干燥，组织细胞代谢及血氧量增加，进而造成细胞缺血，甚至坏死。

（六）压疮的分期及护理

1. 压疮分期

（1）第Ⅰ期（瘀血红润期）：为压疮初期，局部软组织受压后，出现红、肿、热、麻木或触痛，此期为可逆性改变，皮肤完整，压不退色的红斑，只要及时去除诱因，就可恢复。

（2）第Ⅱ期（炎性浸润期）：红肿部位如继续受压，局部的血液循环障碍得不到及时改善，局部红肿向外浸润，变硬、受压皮肤的表面呈紫红色，有小水泡形成，极易破溃，部分皮肤缺失，表浅溃疡或血泡皮下深层有坏死。

（3）第Ⅲ期（浅度溃疡期）：水泡继续扩大，表皮破溃，露出创面，有黄色渗出液，感染后创面有脓性分泌物覆盖，致使浅层组织坏死，疼痛加剧，皮肤完全缺失，未露出肌肉、肌腱和骨骼等深部组织。

（4）第Ⅳ期（坏死溃疡期）：坏死组织浸入皮下层和肌肉层，感染严重者可向深部和周围组织扩张，脓性分泌物增多，有臭味，坏死组织呈黑色，皮肤完全缺失，露出肌肉、肌腱和骨骼等深部组织，如不及时控制感染，可引起脓毒血症，危及患者生命。

2. 压疮分期护理

（1）压疮Ⅰ期：避免局部组织长期受压，定期为患者温水擦浴，鼓励和协助患者经常更换卧位，翻身的间隔时间视病情及受压皮肤情况而定，一般每2小时翻身1次，必要时1小时翻身1次，建立翻身记录。易受压的骨隆突处可用软枕、海棉垫等架空，减少组织受压，避免摩擦力和剪切力的作用，患者取半卧位时，注意防止身体下滑，可在患者大腿下垫一软枕，忌拖、拉、推。保持床单位清洁、干燥、平整、无渣屑，避免摩擦。使用便盆时，应协助患者抬高臀部，不可硬塞、硬拉。大小便失禁、出汗及分泌物多的患者应及时清洗，更换床单衣被，肛周涂保护膜。

（2）压疮Ⅱ期：上述措施下，大水泡要在无菌技术下抽出液体，涂以消毒液，用无菌敷料覆盖；小水泡要减少摩擦，避免破溃感染，局部用红外线照射。不可让患者直接皮肤接触橡胶单和塑料中单，因影响其汗液蒸发，致使皮肤受热潮湿。

（3）压疮Ⅲ期：仍需解除局部压迫，用红外线照射，消毒创面，中药的一些油剂、膏剂有促进局部创面血液循环、促进组织生长的作用。无菌换药法处理创面，促进创面干燥和愈合。临床上根据创面情况选用溃疡贴或是3L无菌敷贴包封固定。

（4）压疮Ⅳ期：清洁创面，去除坏死组织，促进肉芽组织生长。清洁伤口，既可用无菌生理盐水清洗伤口，也可用1%的过氧化氢冲洗，能起到去除坏死组织，抑制细菌生长的作用。清洁伤口时，动作要轻柔，避免损伤新生肉芽组织，应无菌换药和包封。

四、护理评价

（一）患者/家属满意。

（二）患者感到舒适，无压疮发生。

参考文献

［1］张子明.中风临床与康复［M］.北京：华夏出版社，2007.

［2］刘昭纯 郭海英 . 中医康复学［M］. 北京：中国中医药出版社，2009.

［3］林兴凤，王晓云 . 实用专科护理操作技术指南［M］. 济南：山东科学技术出版社，2009.

［4］姜安丽 . 新编护理学基础［M］. 北京：人民卫生出版社，2012.

［5］燕铁斌 . 康复护理学［M］. 北京：人民卫生出版社，2012.

［6］国家中医药管理局［M］. 中风中医护理方案 . 2013.

［7］燕铁斌 . 康复护理学［M］. 北京：人民卫生出版社，2014.

第六章

中风病的养生保健

第一节　饮食养生

一、概述

（一）饮食养生的定义

饮食养生是按照中医理论，调整饮食，注意饮食宜忌，合理地摄取食物，以增进健康，益寿延年的养生方法。

（二）饮食养生的原则

1. 谨和五味　即饮食不可偏嗜，全面膳食，合理地选择食物补充营养，以补益精气，并通过饮食调配，纠正脏腑之阴阳偏颇，从而增进机体健康，抗衰延寿。

2. 食有节制　通过适度地补充营养饮食，不可过饥过饱，入口食物不可过热过凉，进食宜缓，需细嚼慢咽，不可狼吞虎咽，不可过于滋腻，给予清淡富有营养易消化的饮食。

3. 饮食不洁，病难痊愈　注意饮食卫生，防止病从口入，不食腐败食物，不食不洁食物，不食生冷食物，不食剩菜剩饭。

4. 食治药治，食治为要　饮食和药物不同，食为安身之本，药为救病之道。中风后，正气受到不同程度的耗损而邪气有所稽留，此时需要本着“虚则补之”的原则，以饮食补益精气，充足后天之本，促进疾病康复，能起到单独药物治疗所不能起到的作用。

饮食养生是中医中风康复的传统方法。饮食养生法是针对中风后患者的不同症候，选用相应的有辅助治疗作用的饮食，能促进中风患者早日康复。

二、养生方法

（一）常见食物的四气与五味

1. 什么是四气五味　中医上说四气五味就是药物的性味，代表药物的药性和滋味两个方面。其中的“性”又称为“气”，是古代通用、沿袭至今的名词，所以四气也就是四性。性和味的作用，既有区别，又有联系。

（1）四气：就是寒、热、温、凉四种药性。寒凉和温热是对立的两种药性；寒和凉之间、热和温之间是程度上的不同，也就是说药性相同，但在程度上有差别，温次于热、凉次于寒。

（2）五味：就是辛、甘、酸、苦、咸五种味。有些药物具有淡味或涩味，实际上不止五种。但五味是最基本的五种滋味，所以仍然称为五味。不同的味有不同的作用，味相同的药物，其作用也有相近或共同之处。至于其阴阳属性，则辛、甘、淡属阳，酸、苦、咸属阴。综合历代用药经验，其作用有如下述。

淡：有渗湿、利尿作用。多用以治疗水肿、小便不利等证，如猪苓、茯苓等利尿药。

咸：有软坚散结、泻下作用。多用以治疗瘰疬、痰核、痞块及热结便秘等证，如瓦楞子软坚散结、芒硝泻下通便等。

涩：与酸味药的作用相似。多用以治疗虚汗、泄泻、尿频、精滑、出血等证，如龙骨与牡蛎涩精、赤石脂能涩肠止泻。

酸：酸有收敛、固涩作用。一般具有酸味的药物多用于治疗虚汗、泄泻等证，如山茱萸与五味子涩精敛汗、五倍子涩肠止泻。

辛：有发散、行气、行血作用。一般治疗表证的药物，如麻黄、薄荷；或治疗气血阻滞的药物，如木香、红花等都有辛味。

甘：有补益、和中、缓急等作用。一般用于治疗虚证的滋补强壮药，如党参、熟地黄；治疗拘急疼痛或调和药性的药物，如饴糖、甘草等皆有甘味。甘味药多质润而善于滋燥。

苦：有泄和燥的作用。泄的含义甚广，有指通泄的，如大黄适用于热结便秘；有指降泄的，如杏仁适用于肺气上逆的喘咳；有指清泄的，如栀子适用于热盛心烦等证。至于燥，则用于湿证。湿证有寒湿、湿热的不同，温性的苦味药如苍术适用于前者，寒性的苦味药如黄连适用于后者。此外，前人的经验，认为苦还有坚阴的作用，如黄柏、知母用于肾阴虚亏而相火亢盛的痿证，即具有泻火存阴（坚阴）的意义。

2. 常见食物的四气分类

（1）谷类饮食

性平：大米、玉米、青稞、米皮糠（米糠）、番薯（山芋、红薯）、芝麻、黄豆、饭豇豆（白豆）、豌豆、扁豆、蚕豆、赤小豆、黑大豆、燕麦。

性温：糯米、黑米、西谷米（西米）、高粱。

性凉：粟米（小米）、小麦、大麦、荞麦、薏苡仁、绿豆。

（2）肉类饮食

性平：猪肉、猪心、猪肾、猪肝、鸡蛋、鹅肉、驴肉、野猪肉、刺猬肉、鸽肉、鹌鹑、乌鸦肉、蛇肉、蝗虫（蚂蚱）、阿胶（驴皮胶）、牛奶（微凉）、酸牛奶、人奶、甲鱼（微凉）、龟肉（微温）、干贝、泥鳅、鳗鱼、鲫鱼、青鱼、黄鱼、乌贼鱼、鱼翅、鲈鱼、银鱼、鲥鱼、鲤鱼、鲳鱼、鲑鱼、鲨鱼、橡皮鱼、海参（微凉）。

性温：黄牛肉、牛肚、牛髓、狗肉、猫肉、羊肉、羊肚、羊骨、羊髓、鸡肉（微温）、乌骨鸡、麻雀、野鸡肉、鹿肉、熊掌、蛤蚧（大壁虎）、獐肉（河鹿肉）、蚕蛹、羊奶、海马、海龙、虾、蚶子（毛蚶）、淡菜（水菜）、鲢鱼、带鱼、鳊鱼、鲶鱼、刀鱼、混子鱼、鲦鱼（白条鱼）、鳟鱼、鳝鱼（黄鳝）、大头鱼。

性凉：水牛肉、鸭肉、兔肉、马奶、蛙肉（田鸡）、鲍鱼。

性寒：鸭蛋（性微寒）、马肉、水獭肉、螃蟹、海螃蟹、蛤蜊（沙蛤、海蛤、文蛤）、牡蛎肉、蜗牛、蚯蚓、田螺（大寒）、螺蛳、蚌肉、蚬肉（河蚬）、乌鱼、章鱼。

（3）果类饮食

性平：李子、花红（沙果）、菠萝、葡萄、橄榄、葵花子、香榧子、南瓜子、芡实（鸡头果）、莲子、椰子汁、柏子仁、花生、白果、榛子、山楂、板栗。

性温：桃子、杏子、大枣、荔枝、桂圆肉、佛手柑、柠檬（性微温）、金橘、橘子、杨梅、石榴、木瓜、槟榔、松子仁、核桃仁、樱桃。

性凉：苹果（性微凉）、梨、芦柑、橙子、草莓（性微凉）、芒果、枇杷、罗汉果、菱、莲子心、百合。

性寒：柿子、柿饼、柚子、香蕉、桑葚、洋桃、无花果、猕猴桃、甘蔗、西瓜、甜瓜（香瓜）。

（4）菜类饮食

性平：山药、萝卜（微凉）、胡萝卜、包菜、茼蒿、大头菜、青菜、母鸡头、豆豉、豇豆、土豆、芋头、洋生姜、海蜇、黑木耳（微凉）、香菇、平菇、喉头菇、葫芦。

性温：葱、大蒜、韭菜、芫荽（香菜）、雪里蕻、洋葱、香椿头、南瓜。

性热：辣椒。

性凉：西红柿（微凉）、旱芹、水芹菜、茄子、油菜、茎蓝、茭白、苋菜、马兰头、菊花脑、菠菜、金针菜（黄花菜）、莴苣（莴笋）、花菜、枸杞头、芦蒿、豆腐（豆腐皮、豆腐干、豆腐乳）、面筋、藕、冬瓜、地瓜、丝瓜、黄瓜、海芹菜（裙带菜）、蘑菇、金针菇。

性寒：慈菇（微寒）、马齿苋、蕹菜（空心菜）、木耳菜（西洋菜）、莼菜、发菜（龙须菜）、蕺菜、竹笋（微寒）、瓠子、菜瓜、海带、紫菜、海藻、地耳、草菇、苦瓜、荸荠。

（二）辨证施食

中风属于本虚标实之证，由于正邪有强弱，与体阴阳有偏盛，病位有深浅，病情有轻重，病势有顺逆，标本虚实也在先后缓急之差异，故中风分为中经络与中脏腑，辨证不同，饮食各不相同。

1. 中经络

（1）风痰入络证：症见肌肤不仁，手足麻木，突然发生口眼歪斜、语言不利、口角流涎、舌强语謇，甚则半身不遂，或兼见手足拘挛、关节酸痛等症，舌苔薄白，脉浮数。因脉络空虚，风痰乘虚入中，气血闭阻。饮食上宜食益气、健脾、通络之品。如山药苡仁粥、黄芪粥、莲子粥、白菜、冬瓜、丝瓜、木耳、赤小豆等。忌食辛辣厚味及发物。

（2）风阳上扰证：症见头晕头痛，耳鸣目眩，突然发生口眼歪斜、舌强语謇，或手足重滞，甚则半身不遂，舌质红苔黄，脉弦。因肝火偏旺，阳亢化风，横窜络脉而至。饮食宜清淡甘寒，如绿豆、芹菜、菠菜、梨等。忌食羊肉、鸡肉、狗肉、大蒜、葱等辛香走窜之品。忌甜食。

（3）阴虚风动证：症见头晕耳鸣，腰酸，突然发生口眼歪斜、言语不利、手指瞤动，甚或半身不遂，舌质红，苔腻，脉弦细数。饮食上宜食大豆、藕、香菇、桃、梨等。忌食鸡肉、狗肉等动风之品。

2. 中脏腑

（1）闭证

①痰热腑实证：症见头痛眩晕，心烦易怒，突然发病，半身不遂，口舌歪斜，舌强语謇或不语，神识欠清或昏糊，肢体强直，痰多而黏，伴腹胀，便秘；舌质暗红，或有瘀点瘀斑，苔黄腻，脉弦滑或弦涩。因痰热阻滞，风痰上扰，腑气不通而致。饮食以清热、化痰、润燥为主，如萝卜、绿豆、丝瓜、冬瓜、梨、香蕉、芹菜等。忌食羊肉、鸡肉、牛肉、辣椒、大蒜等。

②痰火瘀闭证：症见突然昏仆，不省人事，牙关紧闭，口噤不开，两手握固，大小便闭，肢体强痉，面赤身热，气粗口臭，躁扰不宁，苔黄腻，脉弦滑而数。因肝阳暴涨，阳亢风动，痰火壅盛，气血上逆，神窍闭阻而致。饮食宜清淡富营养易消化之品，可多食粗粮、芹菜、土豆、豆芽、豆腐和蜂蜜等食品。忌食油腻及刺激

性食物。

③痰浊瘀闭证：症见突然昏仆，不省人事，牙关紧闭，口噤不开，两手握固，大小便闭，肢体强痉，面白唇暗，静卧不烦，四肢不温，痰涎壅盛，苔白腻，脉沉滑缓。因痰浊偏盛，上壅清窍，内蒙心神，神机闭塞而致。饮食宜偏温性食物，如石花菜、萝卜、小油菜、糯米粥等。忌食生冷，以防助湿生痰。

（2）脱证（阴竭阳亡）：症见突然昏仆，不省人事，目合口张，鼻鼾息微，手撒肢冷，汗多，大小便自遗，肢体软瘫，舌痿，脉细弱或脉微欲绝。因正不胜邪，元气衰微，阴阳欲绝而致。饮食宜生阳固脱之品，宜进食参附粥，有回阳固脱之效。

（三）中风患者饮食注意事项

1. 严格控制食盐摄入量 每日应在6g以下，因食盐中含有大量钠离子，人体摄入钠离子过多，可增加血容量和心脏负担，并能增加血液黏稠度，从而使血压升高，对中风患者不利。

2. 忌用兴奋神经系统的食物 如酒、浓茶、咖啡及刺激性强的调味品。大量饮酒可引起血压升高和凝血功能障碍，导致脑出血。茶和咖啡中含有茶碱、咖啡因、可可碱等生物活性物质，这些物质对中枢神经有明显的兴奋作用，引起脑血管收缩。这对脑动脉粥样硬化的病人是一种潜在的威胁。

3. 少吃高脂肪、高热量食物 这类食物可使血脂进一步增高，血液黏稠度增加，动脉粥样硬化斑块容易形成，最终导致血栓复发。忌用或少用全脂乳、奶油、蛋黄、肥猪肉、肥羊肉、肥牛肉、动物内脏、黄油、猪油、牛油、羊油、椰子油；少吃油炸、油煎或油酥的食物及猪皮、鸡皮、鸭皮、鱼皮等。烹调时宜多采用清蒸、水煮、凉拌、烤、烧、炖、卤等方式。尽量采用植物油，如豆油、茶油、芝麻油、花生油等，因其中所含不饱和脂肪酸可促进胆固醇排泄及转化为胆汁酸，从而降低血中胆固醇含量，推迟和减轻动脉粥样硬化。

4. 少吃甜腻食品、咸菜、易生痰食品 少喝甜味饮品，控制奶油蛋糕的摄入。食物中的单糖和双糖对血甘油三酯有较大的影响，如摄入过多的甜食可使血甘油三酯增高、胆固醇增高。忌食过多腌渍食品，如酱菜、咸菜等。腊味食品及调味浓重的罐头食品等较咸的人工或加工食物尽量少吃。

5. 尽量不吃刺激性食物 如白酒、麻椒、麻辣火锅等，还有热性食物如浓茶、羊肉、狗肉等。

6. 戒烟限酒 吸烟可损害血管内膜，并能引起小血管收缩，管腔变窄，因而容易形成血栓。大量饮用烈性酒，对血管有害无益。据调查，酗酒是引起脑中风的诱因之一。因为酒精一方面可促进动脉粥样硬化的发展，另一方面可引起强烈的血管反应，出现血管运动功能障碍，甚至诱发中风。平时有饮酒习惯的人，应在医生的指导下，将饮用量限制在小量范围。

7. 减少食用高嘌呤的食物　如动物内脏、豆类、芦笋等，以避免尿酸过高。多喝水也可以减低尿酸的浓度。

8. 少吃胆固醇含量高的食物　如内脏（脑、肝、肾等）、肥肉、蛋黄、蟹黄、虾卵、鱼卵等。因为这些食物中所含饱和脂肪酸可使血中胆固醇浓度明显升高，促进动脉粥样硬化。胆固醇过高的人，每周摄取的蛋黄以不超过三个为宜。

第二节　四季养生

一、概述

人法自然，人顺四时而生，为养生的第一要素。养生学认为，内在脏器的活动，必须与外在环境统一协调，才能保持身体健康。而四季变化是外在环境对人体影响的一个主要方面。四季养生理论阐述人们为了维护身心健康，达到长寿目的，顺应时令更迭的自然变化，以其变化保持协调一致，从而主动采取的各种养生方法。四季养生是人们一年养生的宏观面。

四季养生应该遵循一年四季自然变化规律管理自己的健康，依据外部环境春温、夏热、秋燥、冬寒更迭的气候特点，要求顺应春生、夏长、秋收、冬藏的规律来调整自身的生活，调养人的身体。

二、养生方法

（一）春季养生

1. 养肝为先　春季是肝气当令的时间。在五行学说中，肝属木，与春相应，主升发，在春季萌发、生长。如果春季养生不当，便易伤肝气，而中风病人多有肝阴不足之风阳内动、肝阳上亢、肝火偏旺等情况。为适应季节气候的变化，保持人体健康，在日常生活中应当注意养肝为先。

首先，精神上宜达、开朗、淡定、坦然 、舒畅，情绪上要乐观、愉快，不宜抑郁或暴怒，保持心情豁达，肝气就能舒畅，气旺则血和，血和则经脉充养，可以很好地预防中风。

（1）卧姿养肝法：睡时头宜朝东方，以顺应自然生发之气。仰卧，头东足西，舌抵上腭，闭口闭目，鼓漱30次，使口中津液逐渐增多，待津液满口时，缓慢咽下。对于中风病人春季之口干舌燥、皮肤干燥等均有作用。

（2）“嘘”字练：本法是我国古代静气功——六字诀之一。做法是两目睁开，摒弃杂念，口吐鼻取，呼气时默念“嘘”字音，要求声音低沉有力。嘘气功可以清肝明目、疏肝理气，治疗中风后两目干涩、头目眩晕等症。

2. 运动调理 春季天气转暖，人体内的阳气经过一冬的闭藏，会随着春阳生发之势而动，这时应该多参加一些户外锻炼，最好的时间是在黄昏和晚间，运动上勿过劳。

（1）多伸懒腰：中医学认为，人卧血归于肝，人动则血流于诸经。经过一夜睡眠后，人体松软懈怠，气血周流缓慢，方醒之时总觉懒散而无力。若舒展四肢，伸腰展腹，全身肌肉用力，并配以深呼吸，则有吐故纳新、行气活血、通畅经络关节、振奋精神的作用，可以解乏、醒神、增气力、活肢节。同时，激发了肝脏功能，符合春季养肝之道。提倡春季早起多伸伸懒腰以解春困，或是八段锦中的双手托天理三焦。

（2）踏青出游：春天的郊野，空气清新，花红叶绿，此时出外踏青，有助于脏腑功能的舒展，各脏腑机能逐渐生发，置身于如此优美的大自然怀抱，心情自然舒畅起来。

（3）勤练八段锦：肝主疏泄、主藏血、主情志，在体合筋，其华在爪，通过健身气功八段锦中第一节双手托天理三焦、第二节左右开工似射雕以及第七节攒拳怒目增气力等一些列伸展、旋转、出拳等动作，可达到疏肝理气、升阳通脉、调畅情志的作用。

（4）多做户外活动：所谓户外活动，就是指在室外、庭院、公园中的一些运动，如钓鱼、赏花、练气功、打太极拳等。在运动中，要因人而异，量力而行，选择适合自己身体状况的运动方法。运动的时间最好选择在黄昏和晚间，春季锻炼时强度不宜太大。若运动量过大，则会使津液消耗过多，损伤阳气。此外，出汗过多，毛孔开泄，易受风寒。

3. 疾病预防 春季的气温、气压、气流、气湿等气候要素的变化最让人捉摸不定，因而在春天常引起许多疾病的发生或旧病复发。

（1）预防感冒：春季多风，风为百病之首，善行数变，易袭阳位。风邪容易从口鼻或皮毛而入，肺卫首当其冲，从而引起感冒、发烧、咳嗽等疾病。所以，春季预防感冒和肺炎，最重要的生活保健经验：一是平时进行适当的体育锻炼，增强体质，提高机体自身的抗病能力；二是生活要有规律，注意休息，防止着凉感冒；三是在呼吸系统容易感染的季节，尽可能少到人群密集的场所去，室内要经常通风，保持空气清新。

（2）预防过敏：春季多风，多有花粉颗粒、杨柳絮、尘埃、尘螨、真菌等，最容易诱发变态反应，引起各种过敏性疾病，过敏体质的人尤当注意防范。

（3）预防高血压：春季由寒冬渐来，人体生理状态尚处于滞后和低潮状态，调适过程中，忽冷忽热，易使人体的血管不断收缩扩张，很不稳定，对高血压患者的危害极大，易诱发血压波动性升高。春气通肝，春季肝气旺盛而升发，如果肝气升发太过或是肝气不舒而郁结，都易损伤肝脏，肝阳上亢，阳升风动，导致眩晕、血压升高，所以中风患者或合并高血压患者在春季要注意饮食清淡，避免情绪激动，保证充足的睡眠，规律服用降压药，以顺应自然，平安健康地度过冷热交替的春季。

（4）预防再中风：春季阳气容易偏盛，此时部分老年人阴血亏虚则阴不制阳，内风动越，携痰浊、瘀血上扰清窍，突发中风。所以在早春时节，温差较大的日子里，中风病人一定要随时注意气候的变化，增减衣服。同时，已患中风的患者一定要定时监测血压的变化情况，出现异常，尽早就医。一旦出现中风先兆，应立即卧床休息，保持镇静，避免紧张，打急救电话120或就近就医，尽量减少移动，头颈应偏向一侧，以免突然呕吐引起窒息。

4. 药物调理　药物养生是春季养生的一个重要组成部分，春天是加强体质的最佳季节，合理进补，也有必要。中医认为，春季适时适量服用一些中药，可以调节机体，预防疾病。

春季药养应遵循药养的要领，一般应从虚证入手，以补益为主，气虚、阳虚中风病人宜选甘、温之品，如人参、熟地黄、当归、黄芪等，用以帮助春阳生发，保护阳气。阴虚则可进凉补之品，如玉竹、生地、沙参等。根据中医“春宜养阳，重在养肝”等理论，春季人体肝的功能较为旺盛，故应注意补肝，可用芡实粥以益精气、地黄粥以补体虚，还可用枸杞子、黄精、玉竹、沙参等以进补。此外，选食具有平补作用的燕窝海参、人参等以助肝气之升发，经络通畅，预防中风。

（二）夏季养生

1. 夏季养心　由于夏天天气炎热又阵雨、雷雨不断，空气湿度大，此时湿热交蒸，导致人肝气弱心气旺，表现出来就是人容易疲倦。因此安排半小时左右午休一下。是缓解夏季疲劳的好办法。充足的睡眠能保证心气血旺盛，是气虚血瘀证中风患者养生关键。

（1）睡眠：午时一小睡，夜卧早起，顺从自然的阴阳消长特点，天人合一，休闲自在。经过一上午的活动后，可能有疲劳之感，需要午休做适当的补偿。

（2）着装：夏季服装以轻、薄、柔软为好。衣料的透气性、吸热性愈好，愈能有效地帮助人体散热，使人穿着舒适而凉爽。夏天宜穿浅色服装，以防辐射。

（3）戴帽：夏季强烈的阳光照射，会对人体产生一系列不良影响，如晒伤皮肤、皮肤过敏、引发眩晕等。在强烈的阳光下，至少要戴顶帽子。

（4）居室布置：首先要将多余的或暂时不用的家具搬掉，使居室拥有较宽敞的空间。每天将南北两向的门窗打开，呼吸对流而生的自然风，使居室满屋生凉透爽。其次用淡绿、浅蓝、瓦灰、乳白等色彩装饰墙面、天花板、窗帘、沙发套等，能让人心里滋生舒适凉爽感。此外，在向阳的外窗户上方装上凉棚，将烈日直射带来的热量阻于窗外。减少噪声亦是求凉生爽的诀窍。

2. 运动调理 夏季运动量不宜过大、过于剧烈，应以运动后不甚出汗为宜，以免运动量过大、出汗过多而损伤心阴。夏季依然坚持锻炼身体的人可以选择练太极拳。太极拳动静相兼，刚柔相济，开合适度，起伏有致，身端形正不偏倚，正气存于内而风邪不可侵，与自然的阴阳消长相吻合，可谓夏季最佳的养心运动之一。此外，还有以下几种方法：

（1）玩健身球：健身球也叫保定铁球。此运动能调和气血、舒筋健骨、强壮内脏、健脑益智。若能经常坚持练习健身球，对偏瘫后遗症有较好疗效。运用健身球进行锻炼如下：①单手托双球摩擦旋转：即置双球于单手掌心中，手指用力，使双球在掌心中顺转和逆转。②单手托双球离心旋转：手指动作、旋转方向均与摩擦旋转相同，只是将手指伸开，用力拨弄双球，使双球在掌心中飞速旋转，而不碰撞。其速度一般要求为顺转 150 ～ 200 次 / 分。③双手四球运动。即在单手运动的基础上，逐步锻炼双手四球运动。④用铁球按摩、揉搓、锤击身体的不适部位，可减轻疼痛，也能锻炼手力，对常患肩肿不适、腰酸腿痛的老人大有好处。⑤用单手或双手虎口使劲握球，或用手掌心使劲握球至有酸热的感觉，经常这样锻炼对提高中风病人指力、腕力、握力、臂力均有帮助。

（2）钓鱼：明代李时珍指出，垂钓能解除“心脾燥热”，而暑天炎热的气候往往使人烦闷、焦躁，容易“上火”，所以夏天钓鱼也不错。钓鱼之所以养心养性，是由于垂钓是用脑、手、眼配合，静、意、动相助而成的。垂钓之际，眼、脑、神专注于浮标的动静，不声不响，意在丹田，形静实动，它对提高人的视觉和头脑灵敏的反应能力都起到了积极作用。

3. 疾病预防

（1）预防疫病：夏天天气炎热、潮湿，适宜细菌及一些致病微生物生长。一旦食入被污染以及变质的食物，容易发生痢疾、食物中毒等。所以要特别注意饮食有节。

（2）预防泄泻：泄泻也是夏季的高发病，或因饮食不洁，或因饮食不节，或因贪凉饮冷等损伤脾胃，使脾胃阳气受损而发生泄泻。

（3）预防中暑：夏季人体阳气开泄，容易出汗，而夏季气候特点是高温和高湿度，在此环境中长时间工作或强体力劳动又无充分防暑降温措施时，出汗过多，津液容易不足，损伤心阳及心阴，出现头晕、头痛、心慌、口渴、恶心、呕吐、晕厥或神志模糊、抽搐、烦躁不安或昏迷等症状则为中暑。此外，在室温较高，通风不良的环境中，中风病人体质虚弱也易发生中暑。

（4）预防老年人再中风：炎热的夏季，人体出汗较多，中医认为“血汗同源”，老年人体内水分比年轻人要少，出汗后容易血液黏稠而运行不畅，即中医所说“因虚而瘀”，同时由于老年人心气不足，无力推动血液运行易生瘀滞。所以对患有高血压、高脂血症或心脑血管病的老年人来说，夏季发生中风的概率自然增高。预防则应首先要注意补充水分，因老年人生理反应迟钝，故要做到“不渴时也常喝水”。应量力而行，做一些简单的中医养生功法，如八段锦、太极拳等，以促进气血的运行。

此外，高度重视夏季的情志调养。由于夏季天气炎热，人们很容易产生烦躁情绪，因此心理养生不可忽视。首先要做到心静，心静自然凉，必须清心寡欲，保持平和心态和愉悦心情，不应发怒，正如古人所说要“静养勿躁”，这样才能使气机宣畅，通泄自如，避免因情志诱发再中风。

4. 药物调理 夏季是阳气最盛的季节，气候炎热而生机旺盛。此时阳气外发，伏阴在内，气血运行亦相应地旺盛起来，活跃于机体表面。和冬季不同的是，夏季药补尤其讲究益气生津。所谓益气生津，是指既要能够补益阳气，又要能够生津液，选用的药要平和、微凉，切忌滋腻、温热。这是因为夏天气候炎热，汗出过多，耗气伤津，中风之人尤应注意。针对夏季高温、多雨的气候特点，以及人体在这一季节里易出现的阳热过盛、暑湿困脾、津液损伤等变化，宜适当进补苦味、祛湿、健脾食品。

（1）中药调理

①宜以苦为补：苦虽不那么受欢迎，但其泻火、通下的作用不可低估。苦瓜等可平熄心火，减少出汗，保存津液（但不可太过，以防苦寒败胃）。

②宜芳香祛湿：阴雨连绵、气候潮湿、气压低等因素可影响血液通畅，使人周

身乏力，甚至关节酸痛。宜选用藿香、佩兰、生苡仁、陈皮等煮汤、熬粥服用，可驱湿除邪。

③宜健脾化湿：适用于脾虚者，用焦白术、炒苡仁、制苍术、扁豆衣等煎汤，日服2次，对见食生厌、口中发黏者有一定补益作用。

④宜益气生津：吃一点能够补益阳气和津液的药物，但性质要平和、微凉，切忌滋腻、温热之品，比如五味子、玉竹、黑豆、木耳、松子。

（2）常备防暑药：盛夏酷暑，高温燥热，常使人们食无味、睡不香，容易出现头晕、头痛、乏力，甚至恶心、呕吐等症状，为了安全度夏，家庭准备一些防暑药物是很有必要的，这些药物有：

①仁丹：能清暑祛湿。主治中暑受热引起的头昏脑涨、胸中郁闷、腹痛腹泻，也可用于晕车晕船、水土不服。

②十滴水：能清暑散寒。适于中暑所致的头昏、恶心呕吐、胸闷腹泻等症。

③藿香正气水：能清暑解表。适于暑天因受寒所致的头昏、腹痛、呕吐、腹泻突出者。

④清凉油：清暑解毒。可治疗暑热引起的头昏头痛，或因贪凉引起的腹泻。

⑤菊花：具有消暑、平肝、利尿等功效。高血压患者尤宜。以开水泡代茶饮。

⑥荷叶：适宜中暑所致的心烦胸闷、头昏头痛者。水泡代茶饮。

（三）长夏养生

1. 长夏养脾 “湿”是长夏的主气，长夏要除湿。长夏的气候特点是暑湿，暑湿与脾土关系最为密切。长夏季节多雨潮湿，人最易出现脾虚湿困。然而脾的生理特性之一就是喜燥恶湿，一旦受损，则导致脾气不能正常运化，而使气机不畅，表现为消化吸收功能低下。

2. 运动调理 可因体力强弱，进行一些如散步、太极拳、五禽戏、八段锦等，或坚持做强壮功、保健功、长寿功等功法，促进体内气机宣畅，使脾运通泄自如，湿邪排泄，脾胃功能恢复。

3. 疾病预防 长夏天气潮湿、炎热，容易发生纳呆、泄泻、痢疾、食物中毒等消化系统疾病。

4. 药物调理 临床可见脘腹胀满、食欲不振、口淡无味、胸闷呕恶、大便稀溏。长夏时节，由于天气闷热，阴雨连绵，空气潮湿，容易外感湿邪，因此长夏应祛湿为主。长夏是湿热天气，主要是养脾。饮食应以清热祛湿，健脾和中为主。

中医将脾作为后天之本，脾气虚则痰湿内生，加重痰湿、痰瘀体质中风病人的临床症状。因此，可服参苓白术散、健脾丸等健脾益气的中成药；脾湿甚时，可服藿香正气丸、平胃散等有祛湿功效的中成药。

（四）秋季养生

1. 秋季养肺 秋季气候与自然界变化的主要特点是秋燥。其次是自然界由“生长”转向“收藏”，秋风一起，人的气血开始从外面走向里面。中医理论认为，“肺与秋气相应”“燥为秋季之主气”，秋季养生的重点是保养肺脏和注意预防“燥邪”对人体的侵害。

（1）睡眠调节：秋天天高风劲，使肺气收敛，睡眠应做到“早睡早起”，睡眠时头向西卧为好。深秋时节气候较寒冷，不宜终日闭户或夜间蒙头大睡，要养成勤开窗通风、夜间露头而睡的习惯，保持室内空气流通，减少呼吸疾患。

（2）皮肤保护：秋燥最易伤皮（肤）。秋季皮肤的养护首先要补充水分，多洗温水浴，浴后抹些护肤品。洗澡按摩有利于促进血液循环，使肺和皮肤气血流畅，皮肤充满活力，从而润肤益肺。

俗话说“春捂秋冻”。秋冻是秋季一种有益的养生方法，是指秋风时至，虽然天气转凉，但衣被要逐渐添加，不可一下加得过多，捂得太严；即便是晚秋，穿衣也要有所控制，有意识地让机体“冻一冻”。这样，避免了多穿衣服产生的身热汗出，汗液蒸发，阴津耗伤，阳气外泄，顺应了秋天阴精内蓄、阳气内收的养生需要，也为冬季藏精做好准备。现代研究表明，微寒的刺激，可提高大脑的兴奋性，增加皮肤血流量，使皮肤代谢加快，机体的耐寒能力增强。

2. 运动调理 金秋时节，天高气爽，是运动锻炼的好时节。但因人体的生理活动也随自然环境的变化而处于“收”的阶段，使阴精、阳气都处在收敛内养的状态，故运动养生也要顺应这一原则，即不要做运动量太大的项目，以防汗液流失，阳气伤耗。中医学主张秋季多做“静功”锻炼，如六字诀里默念丝气炼功法、内气功、意守功等，道理也就在于此。此外，秋季晨起可在空气新鲜和避风的地方做一些较平和的运动，如太极拳、太极剑、八段锦等，不能使身体有大汗，以免加重身体的干燥。运动前后要多喝水，以免干燥上火。

（1）适量运动、控制体重：到了秋天，随着天气逐渐转凉，脂肪细胞开始逐渐积聚，以防止热量扩散，加之脂肪细胞的组织结构较好，并具有极强的化学活性，故在夏季虽然可以萎缩，但一般不会死亡，到了秋天便又重新活跃起来。如果这时不加以抑制，人体就开始趋于肥胖，不利于我们控制“三高”，即高血脂、高血压、高血糖。

（2）练六字诀里的“丝”字功：六字诀是一种古代养生术，属于呼吸锻炼功。它是通过人在呼气时发出“嘘、呵、呼、丝、吹、嘻”六个字的音，再配合吸气，来达到锻炼内脏、调节气血、平衡阴阳的目的，从而起到健体强身、祛病益寿的作用。

中医学认为，人体五脏里的肺脏与秋季相应，秋季宜注意保养肺脏，而常练六字诀里的“丝”字功，有助于养肺气。秋季若常练此功，可治痰多气壅、口干咽痛；早晨一定要到空气新鲜、树木茂盛的公园中练功；练功时，应防止七情干扰，不恣意房事等。

3. 预防疾病

（1）防秋燥：燥为秋季肃杀之气所化，其性干涩枯涸，故曰“燥胜则干”。燥邪为害，最易耗伤人体的津液，形成阴津亏损的病变，表现出各种干涩的症状和体征，诸如皮肤干涩皲裂、鼻干咽燥、口唇燥裂、毛发干枯不荣、小便短少、大便干燥等。无论外燥还是内燥，均可见口、鼻、咽、唇干燥之象，以及皮肤、毛发干枯不荣等。饮食方面调养也是一种积极的因素，应少吃辛辣食物，多吃养阴润肺的食物，如梨、萝卜等。

（2）防感冒：秋季气候忽热忽凉，是伤风感冒的多发季节。因此，要遵循“耐寒锻炼从初秋开始”的规律，注意随天气变化及时增减衣服，运动锻炼对增强体质、减少感冒也很有帮助。

4. 药物调理 进入秋季，降雨少，空气干燥，产生“秋燥”，并可选食沙参、百合、枸杞、桑椹、山药等药物以增强润肺生津、养阴清燥的效果。

（五）冬季养生

1. 冬季养肾 到了冬季，寒气当令，人体阳气收藏，气血趋向于里，皮肤致密，水湿不能从体表外泄，经肾、膀胱的气化，少部分变为津液而散布周身，大部分化为水，下注膀胱成为尿液，无形中就加重了肾脏的负担。故冬季养肾为先。肝肾同源，肾精肾气充足则肝享滋养，抒发畅达，气血平和，以防中风。

（1）睡眠：冬季应早睡晚起。起床的时间最好在太阳出来之后。因为早睡可以保养人体阳气，保持温热的身体，而迟起可养人体阴气。待日出再起床，就能躲避严寒，求其温暖。睡觉时不要贪暖而蒙头睡。被窝里的空气不流通，氧气会越来越少，时间一长，空气变得混浊不堪。人在这样的环境中睡觉，就会感到胸闷、恶心或从睡梦中惊醒、出虚汗，第二天会感到疲劳。

（2）保三暖

①头暖：头部暴露受寒冷刺激，血管会收缩，头部肌肉会紧张，易引起头痛、感冒，甚至造成胃肠不适等。

②背暖：寒冷的刺激可通过背部的穴位影响局部肌肉或传入内脏，危害健康。除了引起腰酸背痛外，背部受凉还可通过颈椎、腰椎影响上下肢肌肉及关节、内脏，促发各种不适。

③脚暖：一旦脚部受寒，可反射性地引起上呼吸道黏膜内的毛细血管收缩，纤毛摆动减慢，抵抗力下降。其后果是病毒、细菌乘虚而入，大量繁殖，使人感冒。

（3）防三烫

①盥洗烫伤：寒冷时，裸露在外的面部、手部表面血管收缩，温度较低，尤其是中风偏瘫病人，血液循环较差，突然用热水盥洗，热量不能及时被血液吸收，皮肤很容易被烫伤，最终会因烫伤皮肤血液循环变差而诱发冻疮。

②被窝烫伤：中风偏瘫、老年性痴呆症患者更易发生烫伤，他们的肢体皮肤感觉迟钝，不知闪避，因此他们在睡觉时用热水袋、电热毯要控制好温度，家人要多留心观察他们的取暖情况。

③取暖器烫伤：电暖器、油汀等取暖器表面金属部位在使用时温度很高，中风病人行动迟缓，手脚接触时容易烫伤，家人还须多加照看，注意安全。

2. 运动调理　运动应循序渐进，随着气温降低，活动量逐步减少，如太极拳、八段锦、五禽戏等，促进肺的吐故纳新运动，防止感冒，增强对冷空气和疾病的抵抗能力，提高呼吸道防御功能。此外，还可以进行腹式呼吸锻炼，每日数次，每次 10 ～ 20 分钟，长期坚持。

3. 预防疾病

（1）预防再中风：天寒地裂的冬季，脑中风发病率尤高。此因寒气受于外则腠理闭，气血郁滞而痹阻不通，血不流，气不行，营不和，于是跌仆、卒中、不省人事，中风由此发病。

冬季气候寒凉，最易引发风寒证，如室温过低、衣着过薄，或贫血、营养失调、体内激素失调者在寒冷时会出现腰痛、失眠、关节痛、夜尿等症，冬天容易引起慢性支气管炎急性发作。寒潮更使人精神紧张，中风病人易发冬季抑郁症，使人全身乏力，郁郁寡欢，原中风病情加重，也是重症患者死亡率最高的季节。

（2）预防冻疮：冻疮是由于寒冷引起的局限性炎症损害，冻疮是冬天的常见病，中风患者血液循环较差，冻疮一旦发生，在寒冷季节里较难快速治愈，要等天气转暖后才会逐渐愈合。如欲减少冻疮的发生，关键在于入冬前即开始预防。

4. 药物调理 冬季人体阳气内守，对于身体虚弱、年纪较大的中风病患者来说，是进补的好时节。但应该辨证进补，依据个人体质、不同病证，可选用各种汤剂、散剂、丸剂、膏方等补益。可参见“体质养生”章节。

第三节 时辰养生

一、概述

1. 定义 中华养生文化认为，自然与人的生命、健康、疾病息息相关，人的生活习惯应该符合自然规律。时辰养生即遵循一天十二时辰阴阳消长、盛衰规律管理自己的健康。每日的十二个时辰是对应人体十二条经脉环环相扣，十分有序，称为子午流注。因此，将十二地支作为每日节律的指针。依子午流注的规律，与我们养成的良好生活方式、作息时间有机地结合起来，即十二时辰养生方法。，十二时辰养生是一天养生的微观面。

2. 原则 依据一天十二时辰阴阳消长、盛衰规律管理自己的健康。

二、养生方法

1. 子时养生（23：00 ~ 01：00）

（1）时辰特点：子时气血流注于胆经，胆经最旺。《内经》“凡十一藏取决于胆”即脏腑功能都取决于胆气能否生发。子时阳气初生，阳气开始升发的时候，也是发动万物滋生之时，强调的是通过收藏来孕育生机，这种阳气是维持人体健康不可缺少的力量。此时，通过睡眠保养这点生机才可达到收藏的效果，补充身体的能量，有养阴培元之效。“子”在月份中又代表十一月，强调的是用冬天的收藏来养生机。

（2）养生方法：安睡以养元气，环境宜静，排除干扰。此时，照顾好胆经，睡眠是最好的进补。俗话讲：“一夜好睡，精神百倍；彻夜难睡，浑身疲惫。”这个时辰进入梦乡，环境宜静，排除干扰，可以让胆经充分工作，分泌出胆汁，充分消化晚上的食物，有利于营养物质进入肝脏，为肝脏造血，藏血提供营养成分，这是最好的养胆经的方法。这个时辰按摩或拍打足少阳胆经，腿外侧中线，有利于胆汁分泌，更好地消化食物。

2. 丑时养生（01：00 ~ 03：00）

（1）时辰特点：丑时气血流注于肝经，肝经最旺。丑时是肝脏藏血的最佳时间，也是养护肝脏的最佳时间。肝主血，因此这时的睡眠就是在养肝胆、养血。

（2）*养生方法*：此时肝脏为排除毒素而活动旺盛，应让身体进入睡眠状态，让肝脏得以完成代谢废物。肝主疏泄，调畅气机，可保证脏腑气血的正常运行，中风病人要高度重视肝脏的养护，照顾好肝经，睡眠是最好的进补，有利于营养物质进入肝脏，为肝脏造血、藏血提供营养成分，这是最好的养肝方法。

另外，应经常敲拍足厥阴肝经。足厥阴肝经位于腿的内侧中线。可以疏通经络，代谢废物，有利于养肝；经常按揉太冲穴（第1、2跖骨结合部之前凹陷处），可疏肝解郁，调理气血，化湿通经；要有个好心情，常保持心情愉快。心情愉快，有利于养肝。怒则伤肝，影响肝的疏泄功能。做到“三不”：不与人争吵，不过度忧愁，不妒忌别人；“三乐”：一生求乐，乐于助人，知足常乐；饮食要正常。劳累、熬夜都会伤肝，不要暴饮暴食；早上一定要吃早餐；烹调尽量少用动物油；少吃油炸食品，用过后的油不要炒菜；不吃冰品，少吹冷气；饮保健茶。可用中药白芍3～5片浸泡15～20分钟后饮之，有柔肝护肝等作用；对肝郁的人，在医生的指导下，选服中成药逍遥散疏肝理气。

3. 寅时养生（03：00～05：00）

（1）*时辰特点*：寅时气血流注于肺经，肺经最旺。这时大地阴阳开始发生转化，由阴转向阳。一日之中，寅时也是人身体各部开始由静转动，各部分对血、气的需求量都开始增加，这时肺作为“相傅之官”就一定要担当起均衡天下（身体）的职责，一旦“宣发”“肃降”失职，就会造成严重的后果。

（2）*养生方法*：要养肺，最好的办法是熟睡，因为寅时是人体血液开始重新分配的时间，心需要多少血，肾需要多少血，都由肺经分配完成。为了保持肺经旺盛，就必需要熟睡。平时可拍打手太阴肺经，它位于手内侧的前缘；并多吃百合煲粥：百合（润肺清热）10g，粳米50g煲粥，可以养肺阴。适时运动，呼吸新鲜空气，增加肺活量；少吃燥热、辛散之品；少吃油炸、肥腻食物，这些辛辣、煎炸、油腻之品，易伤肺阴，尤其是在秋季，更要注意。

4. 卯时养生（05：00～07：00）

（1）*时辰特点*：卯时气血流注于大肠经，大肠经最旺，有利于排泄。

（2）*养生方法*：这时若在夏天也基本天亮了，天门开了，5点醒来是正常的。早起不贪睡，晨起活动四肢筋骨，打一手太极，叩齿摩面或双手扣后脑，做一番“鸣天鼓”，还是很有用的。卯时应该正常地排便，把体内垃圾、毒素排出来。这个时候地户要开，也就是肛门要开，所以要养成早上排便的习惯。排便不畅，应该空腹喝一大杯凉开水，而不是憋一口气攥拳用蛮力。中风患者在日常生活中应保持正常的排便规律，间隔时间不宜过长，以免大便过多地积聚和水分过多地被吸收。有了便意15分钟后，如果仍不能解出，可向肛门内塞入甘油栓、开塞露或肥皂碎块。中医认为，肺与大肠相表里，肺气足了才有大便。

5. 辰时养生（07：00 ~ 09：00）

（1）时辰特点：辰时即早晨7点到9点，气血流注于胃经，是胃经当令，此时是人的胃经最旺。胃经是人体正面很长的一条经脉，胃经主要分布在头面、胸腹第二侧线及腿的外侧前缘。其本经起于鼻，交会鼻根处，向下沿鼻外侧，进入上齿槽，从颊口旁出，环绕口唇，向下交会于颏唇沟，向两侧至下颌角，向上经耳前、颧弓，沿发际至耳朵前再往下至头颅中部。

（2）养生方法：这时应吃早饭，补充营养。这个时候是人体阳气最旺的时候，所以说早饭是最容易消化的。中风病人此时应该安排吃早餐，为一天的生命活动储备能量。人在早晨如果不吃食物，胃中空空，加上此时胃的消化功能最强，消化液分泌增大，有可能腐蚀胃黏膜。所以，早餐一定要按时吃，否则容易引起消化系统疾病。饭后可以适量运动，但不宜做大强度锻炼。

6. 巳时养生（09：00 ~ 11：00）

（1）时辰特点：巳时气血流注于脾经，脾经最旺。巳时即上午9点到11点，脾经当令。脾是主运化的，早上吃的饭在这个时候开始运化，将胃里的食物一点点消化掉。

（2）养生方法：此时中风病人宜开窗通风，疲倦时闭目静坐养神，或叩齿咽津数十口，不宜高声与人长谈，说话耗气，病人气虚，应“寡言养气”。

7. 午时养生（11：00 ~ 13：00）

（1）时辰特点：午时气血流注于心经，是心经当令，心经最旺。午时即上午11点至13点。子时和午时是天地气机的转换点，人体也要注重这种天地之气的转换点。心经的循行路线主要在上肢内侧后缘，属于心。心是人体的君主之官，疏通心经，气血通畅对身体的整体调节很重要。

（2）养生方法：一般来说，睡子午觉最为重要，夜里11点前开始睡觉和中午吃完饭以后小睡一觉，即便睡不着，闭一会儿眼睛都有好处。在午时睡觉15分钟以上，有利于养心怡神、滋养气血。

8. 未时养生（13：00 ~ 15：00）

（1）时辰特点：未时气血流注于小肠经，小肠经最旺。即下午1点至3点最旺。小肠是主吸收的，它的功能是吸收被脾胃消化后的食物精华，然后把它分配给各个脏器。

（2）养生方法：午饭要吃得好一些，营养价值要丰富一些。此时按揉小肠经，治病效果也最佳。或点穴听宫、素髎、天宗、小海、养老、阳谷、后溪等穴位。另外，“心与小肠互为表里”，睡个午觉，能使人心气充足，有利于小肠吸收，还能使人的皮肤红润。

9. 申时养生（15：00 ~ 17：00）

（1）时辰特点：申时气血流注于膀胱经，膀胱经最旺。申时即下午 15 点至 17 点。膀胱经从足后跟沿着后小腿、后脊柱正中间的两旁，一直上到脑部，是一条大的经脉。膀胱经大部分分布在后背。

（2）养生方法：申时请他人帮忙疏通此经，拍拍背部，效果最显著。膀胱经主气化，还要注意多喝水。比如说小腿疼就是膀胱经的问题，而且是阳虚，是太阳经虚的病证。后脑疼也是膀胱经的问题，而且记忆力衰退也和膀胱经有关，主要是阳气上不来，上面的气血不够，所以会出现记忆力衰退的现象。如果这个时候特别犯困，就是阳虚的毛病。

10. 酉时养生（17：00 ~ 19：00）

（1）时辰特点：酉时即 17 点至 19 点，气血流注于肾经，此时人的足少阴肾经最旺。肾主藏精，元气藏于“肾”，元气是我们天生带来的，也就是所谓“人活一口气”。这个元气是什么？是人的“精、气、神”，是人的生命活力。“肾通脑，肾主智、主骨”，大家到一定年龄阶段，特别是中风病人肝肾不足，都需适当补肾。所谓补肾，是指为人的这套系统补充精力。

（2）养生方法：晚餐宜早、宜少。用热水洗脚，有活血、降火、除湿之功。晚漱口，利口齿。

11. 戌时养生（19：00 ~ 21：00）

（1）时辰特点：戌时气血流注于心包经，心包经最旺。心包经是手厥阴心包经的简称。戌时是指晚上 19 点到 21 点，这个时候是心包经当令。心包是心脏外膜组织，主要是保护心肌正常工作的。在戌时这个心包经最旺的时间段，调节与心包经密切相关的身体器官，疾病的自我修复效果更好。

（2）养生方法：此时是在吃晚饭后，是消化的时间，尤其在昼短夜长的冬日更是如此，所以刺激心包经上的穴位时，最好在饭后半小时后进行。心包经又主喜乐，所以人体在这个时候适当娱乐，但不宜过于狂欢，因为人应在这个时段为下一步的入睡做准备了。最好的方式就是饭后先散散步，然后再聊聊天或看看电视。

12. 亥时养生（21：00 ~ 23：00）

（1）时辰特点：亥时即指 21 点至 23 点，气血流注于三焦经，三焦经最旺。三焦一定要通畅，不通则生病。“亥”字在古文中是生命重新孕育的意思，所以你要想让身体有一个好的起点，就要从此刻拥有好的睡眠开始。

（2）养生方法：让身体静下来，让五脏六腑和精力在休息中得以修养。对老年人而言，可能存在入睡困难的问题，但不管采取什么方式，尽量在晚上11点半以前进入睡眠状态。

第四节　体质养生

一、概述

1. 定义　体质，是指人体禀赋于先天，受后天多种因素影响，在其生长、发育和衰老过程中所形成的形态及心理、生理功能上相对稳定的固有特性。中医体质养生学为调整，改善人体体质提供了更多的具体措施。中医体质辨识根据北京中医药大学王琪教授创立的中医体质学理论体系学说中体质辨识表和评分表。

2. 原则　不同体质的养生保健，就是针对不同体质，采用个体化的保健方法和措施，以调整体质偏颇、增强体质、提高生活质量，达到防病延年的目的。

二、养生方法

（一）平和体质

平和体质基本属于健康或较少患病人群，中风病人一般少有。

1. 体质特点　体形匀称健壮，面色、肤色润泽，头发稠密，睡眠安和，胃纳良好，二便正常，舌色淡红，苔薄白，脉和有神。

2. 养生保健方法

（1）精神调摄：平和体质之人，一般表现为精神愉悦、乐观开朗。平素应及时调摄不良情绪。

（2）体育锻炼：身体锻炼要全面、多样，均衡发展各项身体素质。一般遵循的基本原则是：积极主动，兴趣广泛；运动适度，不宜过量；循序渐进，适可而止；经常锻炼，持之以恒；全面锻炼，因时制宜。

（3）饮食调养：要求膳食平衡，食物多样化，并根据不同季节选择当季食物。春季应摄入升而不散、温而不热之品，宜多食蔬菜，如菠菜、韭菜、芹菜、春笋、荠菜等；夏季应选用清热解暑、清淡芳香之品，不可过度寒凉；长夏宜用淡补，即用淡渗利湿之品，如冬瓜、丝瓜、茯苓、薏苡仁、扁豆等；秋季宜食用濡润类食物，如芝麻、甘蔗、梨、葡萄等；冬季食宜养阴壮阳之品，如鳝鱼、龟、鳖、核桃、海参、羊肉、鸡肉等。

（4）起居调摄：人体的生命活动随着季节律、昼夜节律等自然规律而发生相应的生理变化。平和体质之人要做到起居有常，不妄作劳，顺从人体生物钟调理起居，有规律地生活，保养神气；顺应四时，调摄起居，根据季节变化养成良好的作息习惯，使身体的生理功能保持稳定平衡的状态。

（5）药物养生：重在协调阴阳，畅通气血，促进代谢，可根据情况适当选用阿胶、龙眼肉、蜂蜜、茯苓、山药、莲子、薏苡仁、何首乌、北沙参、枸杞子、丹参、山楂之类。一般情况下，平和体质之人无须药物调理。

（二）气虚体质

1. 体质特点 形体瘦弱或虚脱，面色淡白，喜静懒动，语声低怯，常自汗出，动则尤甚，体倦健忘，舌淡苔白，脉弱。

2. 养生保健方法

（1）精神调摄：应培养豁达乐观的生活态度，不可过度劳神，避免过度紧张，保持稳定平和的心态。气虚之人，大多精神萎靡不振，在精神调摄方面，要省思少虑，以免耗伤元气，加重病情。

（2）体育锻炼：气虚者身体较为虚弱，一般不宜活动量过大，宜选择活动量小的运动方式，如散步、太极拳等，或练坐式的功法，以强壮身体，补充元气。

（3）饮食调养：宜用具有补气健脾和胃作用的食物，如粳米、糯米、小米、大麦、马铃薯、大枣、胡萝卜、香菇、鸡肉、鹅肉、兔肉、鹌鹑、牛肉、鲫鱼、鲢鱼等。气虚明显者，与补气药物配伍使用，以增强其益气之功，如人参莲肉汤、黄芪鸡、人参鸡等。

（4）起居调摄：气虚体质之人，要做到四季起居有常，做好预防保健，免受外界风寒雾露等邪气侵袭。气虚体质者卫外不足，易于感受外邪，应注意保暖，避免汗出当风。可微动四肢，以流通气血，促进脾胃运化，改善气虚体质。过劳则气耗，在日常生活中注意避免过度劳力耗伤脾气和过度房劳伤肾气。

（5）药物养生：平素气虚之人宜常服人参、黄芪之类，气虚甚者，可用补气的复方进行滋补，如脾气虚，宜选四君子汤；脾虚大便不实者，用参苓白术丸；肺气虚，宜选补肺汤；肾气虚，宜选肾气丸。

（三）阴虚体质

1. 体质特点 性情急躁，形体消瘦，不耐春夏，多喜冷饮，常午后面色潮红，口咽少津，心中时烦，手足心热，少眠，便干，尿黄，脉细数，舌红少苔。

2. 养生保健方法

（1）精神调摄：阴虚体质之人性情急躁，常常心烦易怒，这是阴虚火旺、火扰神明之故，尤应遵循《内经》“恬惔虚无”“精神内守”之养神大法。平素加强自我修养，自觉养成冷静、沉着的习惯。情绪波动易加重病情，甚者再中风，故应节制，安神定志，以舒缓情志。学会喜与忧、苦与乐、顺与逆的正确对待，保持稳定的心态。

（2）体育锻炼：运动锻炼以调养肝、肾功能为主，运动项目不宜过激，运动量不宜过大，可选太极拳、八段锦、内养操等较为适合。

（3）饮食调养：饮食调理的原则是保阴潜阳，宜芝麻、糯米、蜂蜜、乳品、蔬菜、豆腐、鱼类等清淡食物，亦可用燕窝、银耳、海参、龟肉、蟹肉、冬虫夏草、老雄鸭等滋补阴血；并可选食沙参粥、百合粥、枸杞粥、桑椹粥、山药粥等药粥以增强效果。慎食辛辣刺激性食品，慎食温热香燥伤阴食品，慎食煎炸炒爆的物品，慎食性热上火食物，慎食脂肪，碳水化合物含量过高的食物。少食葱、姜、蒜、韭、椒等佐料。

（4）环境调摄：阴虚者，常手足心热，口咽干燥，畏热喜凉，冬寒易过，夏热难耐。因此，每逢炎热的夏季，应注意避暑，有条件的应到海边、低海拔富氧之地居住。居室环境应安静，最好住坐南朝北的房子，节制房事。

（5）药物养生：可选用滋阴清热、滋养肝肾之品，如女贞子、山茱萸、五味子、旱莲草、麦门冬、天门冬、黄精、玉竹、沙参、枸杞子、桑椹、龟甲等，均有滋阴清热之作用，可依证情选用。常用中成药有六味地黄丸、大补阴丸等。由于阴虚体质，又有肾阴虚、肝阴虚、肺阴虚、心阴虚等不同，可酌情分别选用滋阴、补肝、益肺、养心之品。

（四）阳虚体质

1. 体质特点 形体白胖，面色淡白，怕寒喜暖，耐夏不耐冬，手足欠温，小便清长，大便时稀，常自汗出，喜欢安静，脉沉无力，舌淡胖。

2. 养生保健方法

（1）精神调养：阳气不足且中风后的病人常表现出情绪不佳、精神萎靡不振，要善于调节自己的感情，消除或减少不良情绪的影响。要经常自我排遣或与人倾诉，宽宏大量，心境愉悦，提高心理素质。

（2）体育锻炼：阳虚体质之人，要选择暖和天气加强体育锻炼，春夏秋冬坚持不懈，每天进行 1 ～ 2 次。具体时间、项目，因体力强弱而定，如散步、太极拳、五禽戏、八段锦等，亦可常作日光浴、空气浴以强壮卫阳。

气功方面，坚持做强壮功、保健功、长寿功。自行按摩气海、关元、足三里、涌泉等穴位可以补肾助阳。

（3）饮食调养：应多食有壮阳作用的食品，如韭菜、洋葱、核桃、栗子、橘子、葡萄、羊肉、狗肉、鹿肉、鸡肉。平时不宜多食生冷、苦寒、黏腻之品，如西瓜、黄瓜、冬瓜、苦瓜、绿豆、冷冻饮料等。

（4）环境调摄：阳虚之人适应寒暑变化的能力较差，稍微转凉，即觉冷不可受。因此，在严寒的冬季，要避寒就温，注意保暖。宜住坐北朝南房子，在春夏之季，要注意培补阳气。可在夏季进行 20 ～ 30 次日光浴，每次 15 ～ 20 分钟，能起到壮人阳气、温通经脉的作用，提高适应冬季严寒气候的能力。因为夏季人体阳气趋向体表，毛孔、腠里疏松，阳虚体质之人切不可在室外露宿，睡眠时不要让电扇直吹，有空调设备的房间，要注意室内外的温差不宜过大，同时避免在树阴下、凉亭中及过堂风很大的过道久停。如果不注意夏季防寒，只图一时之快，易造成再次中风。

（5）药物养生：可选用温阳祛寒之品，常用药物有海狗肾、蛤蚧、冬虫夏草、巴戟天、淫羊藿、仙茅、肉苁蓉、补骨脂、胡桃、杜仲、续断、菟丝子等，成方可选用金匮肾气丸、右归丸。

（五）痰湿体质

1. 体质特点　形体肥胖，肌肉松弛，嗜食肥甘，神倦，嗜睡，身重懒动，口中黏腻，或便溏，舌体胖，苔滑腻，脉濡而滑。

2. 养生保健方法

（1）精神调摄：适当增加户外活动，以舒展阳气，通达气机。衣着应透湿散气，经常晒太阳或进行日光浴。在湿冷的气候条件下，要减少户外活动，避免受寒雨淋，保持居室干燥。不宜居住在潮湿的环境里；在阴雨季节，要防范湿邪的侵袭。培养广泛的兴趣爱好，合理安排休闲活动，以舒畅情志。

（2）体育锻炼：痰湿体质，多形体肥胖，身重困倦，故应坚持体育锻炼，八段锦、五禽戏、太极拳均可选择，让疏松的皮肉逐渐转变成结实致密之肌肉。气功方面，以保健功、长寿功为宜。

（3）饮食调理：少食肥甘厚味，如油炸食品、肥肉等，忌饮料，切勿过饱，避免更伤脾气，湿邪内生。多食具有健脾利湿、化痰祛湿的食物，如白萝卜、荸荠、紫菜、海蜇、枇杷、扁豆、薏苡仁、赤小豆、蚕豆等。

（4）环境调摄：不宜居住在潮湿的环境里，居室应该朝阳，平时多做户外活动，在阴雨季节更要注意避免湿邪的侵袭。

（5）药物养生：痰湿的形成与肺脾肾三脏关系最为密切，故痰湿体质者的保健重点在于调补肺脾肾三脏。若因肺失宣降、津失输布、液聚生痰者，当宣肺化痰，方选二陈汤；若因脾不健运、湿聚成痰者，当健脾化痰，方选六君子汤，或香砂六君子汤；若肾虚不能制水、水泛为痰者，当温阳化痰，方选金匮肾气丸。

（六）湿热体质

1. 体质特点 形体偏胖，急躁易怒，平素面垢油光，易生痤疮粉刺，心烦懈怠，目赤，口苦，身重困倦，或见大便燥结或黏滞，小便短赤，舌红苔黄腻，脉滑数。

2. 养生保健方法

（1）精神调摄：湿热体质者性情较急躁，外向好动，活泼，常常心烦易怒，故日常尤应保持良好心态。当出现不良情绪时，可根据具体情况分别采用节制法、疏泄法、转移法等不同方法，化解或释放不良情绪，达到心理平衡，提升心理素质。

（2）体育锻炼：可进行较长时间的散步以疏通经脉郁热，排泄多余的水分，达到清热除湿的目的。在导引功法中，可练六字诀中“呼”“嘻”字诀，具有健脾清热利湿的功效。湿热体质的人在运动时应当避开暑热环境，以免内伤脾胃，外助阳热之气。

（3）饮食调养：湿热体质是以湿热内蕴为主要特征的体质状态。宜食用清利化湿的食品，如薏苡仁、莲子、茯苓、赤小豆、蚕豆、绿豆、鸭肉、鲫鱼、鲤鱼、海带、冬瓜、丝瓜、葫芦、苦瓜、黄瓜、西瓜、白菜、芹菜、荠菜、卷心菜、莴笋、莲藕、空心菜、萝卜、豆角、绿豆芽等。

体质内热较盛者，禁忌辛辣燥烈、大热大补，少吃肥甘厚腻的食物。如辣椒、生姜、大葱、大蒜、菠萝、荔枝、芒果等温热果蔬不可过食，再如酒、奶油、动物内脏、猪肉、狗肉、鹿肉、牛肉、羊肉等更要少吃。

（4）起居调护：不要过度疲劳。要保持二便通畅，防止湿热积聚。注意个人卫生，预防皮肤病变。居室环境宜清洁通风，清爽舒服。同时，要改正不良嗜好，如戒烟限酒，因其可以积热生湿，是导致湿热质的重要成因，必须力戒。

（5）药物养生：湿热内蕴常见脾胃湿热、胃肠湿热、肝胆湿热，其保健重在健脾祛湿，疏利肝胆，通腑泄热，常选用薏苡仁、山药、茯苓、赤小豆、陈皮、茵陈、车前草、冬瓜皮、竹叶等。

（七）气郁体质

1. 体质特点 形体消瘦或偏胖，面色苍暗或萎黄，忧郁寡欢，郁闷不舒，时欲太息，舌淡红，苔白，脉弦。

2. 养生保健方法

（1）精神调摄：气郁体质者性格内向不稳定、忧郁脆弱、敏感多疑，严重者不能参与正常的人际交往，常与血瘀状态同时出现。长期郁闷寡欢得不到合理的调摄可导致孤独的不良心态。在情志调摄上，应培养乐观、快乐的情绪，精神愉快则气血和畅，营卫流通，有益于气郁体质的改善。

针对性格比较内向，精神常处于抑郁状态者，可采取下面的一些调摄方法：胸襟开阔、开朗、豁达，树立正确的名利观，知足常乐；热爱生活，积极向上；多看喜剧、听相声，以及富有鼓励、激励性的电视、电影等，听一听轻松、开朗、激动的音乐，怡情养性，塑造开朗乐观的性格；处世随和，克服偏执，不苛求他人，开阔胸怀，使自己生活在愉快的环境中，创造生活，享受生活。

（2）体育锻炼：气郁体质是由于长期情志不畅、气机郁滞而形成，运动锻炼的目的是调理气机，舒畅情志。应尽量增加户外活动，促进人际交流，分散注意，理顺气机的作用，如下棋、打牌、气功、瑜伽、打坐放松训练等。抑郁的人还常伴有焦虑状态，要兴奋的同时入静，宜太极拳、武术、五禽戏、叩齿、甩手等活动，以调息养神，还可习练“六字诀”中的“嘘”字功，以疏畅肝气。

（3）饮食调养：气郁体质者具有气机郁结而不舒畅的潜在倾向，甚者则可影响肝、心、肺、脾等脏的生理功能，肝主疏泄，调畅气机，并能促进脾胃运化。应选用具有理气解郁、调理脾胃功能的食物，如大麦、荞麦、高粱、刀豆、蘑菇、豆豉、柑橘、萝卜、洋葱、苦瓜、丝瓜、菊花、玫瑰等。

气郁体质者应少食收敛酸涩之物，如乌梅、南瓜、泡菜、石榴、青梅、杨梅、草莓、杨桃、酸枣、李子、柠檬等，以免阻滞气机，气滞则血凝。亦不可多食冰冷食品，如雪糕、冰激凌、冰冻饮料等。

（4）起居调护：中医学认为“郁而发之”，四时起居顺应四时变化，起居有常，生活规律；调节性情，舒畅情志：居室环境宽敞明亮，温度、湿度适宜，衣着宽松，舒适大方；适当增加户外活动，回归自然；放松身心，享受生活。

（5）药物养生：常用香附、乌药、川楝子、小茴香、青皮、郁金等善于舒肝理气解郁的药物为主组成方剂，如越鞠丸等。若气郁引起血瘀，当配伍活血化瘀药。

（八）瘀血体质

1. 体质特点 形瘦者居多，面色晦黯，口唇色暗，眼眶黯黑，肌肤干燥，容易出现瘀斑，易患疼痛，舌紫暗或有瘀点，脉细涩。

2. 养生保健方法

（1）精神调摄：在情志调摄上，应培养乐观的心态，精神愉快则气血和畅，营卫流通，有益于瘀血质改善。在日常生活中可采取适合自己的调理方法，例如，正确对待现实生活，正确对待自己和周围的人，建立良好的人际氛围；多一份关怀和爱心，互相理解，互相支持；养成高尚的人生志趣，有困难主动寻求他人和社会的帮助；不计较个人恩怨，培养广泛的兴趣爱好；在非原则问题上，也要得理让人，使自己恬惔超然。

（2）体育锻炼：血气贵在流通，瘀血体质的经络气血运行不畅，通过运动使全身经络、气血通畅，五脏六腑调和。应多进行一些有益于促进气血运行的运动项目，坚持锻炼。中风病人心血管功能较弱，不宜做大强度、大负荷的体育锻炼，而应该采用中小负荷、多次数健身锻炼，以促进全身气血运行，如易筋经、保健功、导引、按摩、太极拳、太极剑、五禽戏及各种舞蹈、步行健身法、徒手健身操等，以达到改善体质的目的。

瘀血体质的人在运动时要特别注意自己的感觉，如胸闷或绞痛、呼吸困难，特别是疲劳、恶心、眩晕、头痛、四肢剧痛，足关节、膝关节、髋关节等疼痛，两腿无力、行走困难、脉搏显著加快等。若有上述情况之一，应当停止运动，到医院进一步检查。

（3）饮食调养：瘀血体质者具有血行不畅甚或瘀血内阻特征，应选用具有健胃、行气、活血化瘀功效的食物，如鸡内金、陈皮、黑豆、黄豆、山楂、黑木耳、平菇、洋葱、韭菜、茴香、香菇、茄子、油菜、羊血、芒果、玫瑰花、海参、红糖、黄酒、葡萄酒等。对非饮酒禁忌者，适量饮用葡萄酒，对促进血液循环有益。

凡具有寒凉、温燥、油腻、涩滞的食物都应忌食，如乌梅、苦瓜、柿子、李子、石榴、花生米等。高脂肪、高胆固醇的食物也不可多食，如蛋黄、虾、猪头肉、奶酪等。

（4）起居调护：瘀血体质者具有血行不畅的潜在倾向。血得温则行，得寒则凝。瘀血体质者起居作息应有规律，不要熬夜，保证良好睡眠。要避免寒冷刺激，居室环境要温暖舒适。生活习惯良好，看电视时间不要太久，注意动静结合，不可贪图安逸，以免加重气血郁滞。春秋季加强室外活动，夏季不可贪凉饮冷，冬季谨避寒邪，注意保暖。

（5）药物养生：可选用活血养血之品，如地黄、丹参、山楂、川芎、当归、三七参、茺蔚子等。

（九）特禀体质

1. 体质特点 遗传性特禀体质常有先天性、家庭性特征；胎传性者，表现为母体影响胎儿个体生长发育及相关疾病特征；过敏体质者可表现为多种过敏反应，如药物性过敏、食物性过敏、气候过敏等。

2. 养生保健方法

（1）精神调摄：特禀体质是由于先天遗传因素及后天因素造成的特殊体质，其心理特征因特禀体质特异情况而不同，但多数特禀体质者因对外界环境适应能力差，会表现出不同程度的内向、敏感、多疑、焦虑、抑郁等心理反应，应针对不同情况采取相应的精神调摄方法。

（2）体育锻炼：特禀体质的形成与先天禀赋有关，可练“六字诀”中的“吹”字功，以调养先天，培补肾精肾气。同时，可根据各种特禀体质的宜忌选择有针对性的运动锻炼项目，逐渐改善体质。例如环境因素中对花粉过敏者，尤其要注意在春秋季节，避免在户外锻炼，防止过敏性疾病的发作；对冷空气过敏者，不宜在寒冷的环境中锻炼；对紫外线敏感者，做好防护，不宜在强阳光下曝晒等。

（3）饮食调养：特禀体质者应根据个体的实际情况制定不同的保健食谱。其中，过敏体质者要做好日常预防和保养工作，避免食用各种致敏食物，减少发作机会。一般而言，饮食宜清淡，忌生冷、辛辣、肥甘油腻及各种“发物”，如酒、鱼、虾、蟹、辣椒、肥肉、浓茶、咖啡等，以免引动伏痰宿疾。过敏体质可以配合膳食和中药进行综合调治。饮食调养的原则要体现在“因时施膳”“因地施膳”“因人施膳”和“因病施膳”的具体过程中，以求达到人体自身的阴阳平衡和机体与生态环境的动态平衡。

（4）起居调护：特禀体质者应根据个体情况进行起居调护。过敏体质者由于容易出现水土不服，在新的环境中要格外注意日常起居、饮食等各种保健，减少户外活动，避免接触各种致敏源，适当服用预防性药物，减少发病机会。在季节更替之时，要及时增减衣被，增强机体对环境的适应能力。

（5）药物养生：对于一些先天性特禀体质，可选用补益脾肾药物，如紫河车、人参、冬虫夏草、党参、黄芪等；对于过敏体质特别是药物过敏者，应禁用致敏药物，减少发作机会。

第五节 起居养生

一、概述

1. 定义 起居调理主要是指日常生活的各个方面要有一定的规律，并合乎自然界和人体的生理常度。这是强身健体、延年益寿、疾病康复的重要基础。

2. 原则 起居养生应循原则包括：御寒防暑、劳逸适度、饮食有节（详见饮食养生）、节欲保精、防止七情过极（详见情志养生）等。

（1）御寒防暑

①中风发病外因寒、暑：中风发病，与气候变化关系密切。每年冬春季发病最多，其次是7、8月份。由于外界气候环境，随季节和昼夜而不同，则人体气血运行及脏腑经络的生理机能亦随之变化。《素问·四气调神大论》曰："夫阴阳四时者，万物之终始也。死生之本也，逆之则灾害生，从之则苛疾不起。"天寒地裂的冬季，脑中风发病率尤高，此因寒气受于外则腠理闭，气血郁滞而痹阻不通，血不流，气不行，营不和，于是跌仆、卒中、不省人事，中风由此而发病。其次是炎热的夏季。正如《医林改错·积块篇》所述"血受热则煎熬成块"。因此，中风的发病，风寒、暑湿是其外因，且风寒之邪是其发病的主要诱因。

②御寒防暑以防再中风：既然中风的发病与季节气候关系密切，因此御寒防暑，在中风病后预防再中及中风病后的早日康复，都有重大意义。因而中风患者，欲防再中，期望早日康复，就应避见雾露，"虚邪贼风，避之有时"，暑天防中暑，冬春防受寒；如属络脉空虚、风邪入中的病人，其病因多为外感风邪，劳累伤气，久病体虚引起，除治以疏风和营外，还应适寒温，保持病室内空气新鲜流通，不宜让风直吹病人，防止受凉。

（2）劳逸适度：劳倦，亦是诱发中风的重要因素之一。因此，中风后遗症患者，应注意劳逸适度，这是防止再中、促进疾病早日康复的有效措施之一。

①劳倦伤气诱发中风：过劳会耗伤人体之阳气，故《素问·生气通天论》："阳气者，若天与日，失其所，则折寿而不彰。"又曰："阳气者，烦劳则张，精绝，辟积于夏，使人煎厥。"烦劳耗气是诱发中风的一个重要因素。

②劳逸适度有助康复：李东垣《兰室秘藏》说："苍天之气贵清静，阳气恶烦劳。"既然烦劳耗气是诱发中风的一个重要因素，那么既病之后的康复活动，亦应劳逸适度，因劳倦伤气，久卧亦伤气。《素问》说的"五劳所伤""久视伤血，久卧伤气，久坐伤肉，久立伤骨，久行伤筋"，过逸（如久卧、久坐）同样属于劳倦，皆耗气伤阳。因此，中风后恢复期患者的康复活动、运动锻炼，既不可过度，亦不可没有，应劳逸适度。过度烦劳或过分安逸皆可伤阳耗气，不利于康复，易引起"再中"，不可不慎。

（3）节欲保精：中风的发病，寒暑不调、七情过极、劳倦所伤、饮食不节、起居不常，皆为其诱发因素，而肾虚则为其主要病理基础，因此，中风病的康复，尤应注意节欲保精，以固根本。

①中风发病肾虚为本：中风的发病，肾精亏虚为其主要原因，在其中风之先，亦必有肾虚之形状，正如王清任《医林改错》所说的：有云偶尔一阵头晕者，有头无故一阵发沉者，有耳内无故一阵风响者，有耳内无故蝉鸣者，有下眼皮长跳者，有一只眼渐渐小者，有无故一阵眼睛发直者，有眼前长见旋风者，有长向鼻中攒冷气者，有上嘴唇一阵跳动者，有上下嘴唇相凑发紧者，有忽然说话少头无尾、语无伦次者，有无故一阵气喘者，有一手长战者，有两手长战者；有手无名指每日有一时屈而不伸者，有手指甲缝一阵阵出冷气者，有脚指甲缝一阵阵出冷气者，有两腿膝缝出冷气者，有脚孤拐骨一阵发软向外棱倒者，有脚无故抽筋者，有行走两腿如拌蒜者，有心口一阵气堵者，有心口一阵发空气不接者，有心口一阵发忙者，有头项无故一阵发直者。有睡卧自觉身子沉者，皆是元气渐亏之症。

②节欲保精以固根本：肾虚为中风的主要病理基础，而恣情纵欲，又最易耗伤肾之真元之气。因此，中风之先应清心寡欲，以固根本；既中之后，更需节欲保精，以免肾精再伤，元气更亏。

二、养生方法

中风患者的日常生活起居、养生康复是一个长期的过程，特别是患者回家后，生活起居、家庭护理养生上升到了突出位置，而且是一场"持久战"，其中包含着大量的、细致的工作，日常措施是否得当，将直接影响到患者的康复进程、生活质量，甚至生存期。因此，教会患者及家属一些家庭日常生活起居常识与操作，简单的应急处理方法，调整生活方式，用心去理解、关爱、体贴、帮助和护理患者，让患者生活在温馨、欢乐、祥和的环境中，树立康复的信心和正确的人生观，积极走上健康之路。

1. 舒适的居家环境 在中国，绝大多数中风患者在经过医院治疗一段时间后，恢复阶段都是回家休养，特别是偏瘫患者的康复时间较长，病人大部分时间处于休息状态，整日考虑的是自己的处境与疾病。为使病人保持良好的心理状态，促进疾病的早日康复，首先应当为其创造良好的康复环境。

（1）保证充足的阳光：阳光能使人心情舒畅，精神振奋；适当的阳光照射，可以杀灭室内的细菌；还可以调整室温，居处清静向阳。清洁、宁静的环境，能使病人思想平静，情绪安定，有助于患者克服紧张、恐惧、焦虑、急躁等心理；通风向阳的环境，有助于病人克服悲观消极心理。树立积极向上、热爱生活、战胜疾病的信心，但在夏天要防止阳光的直晒。

（2）保持室内安全舒适：室内要尽量宽敞，地面防滑，家具尽量简单，给患者留出一定的活动空间，也可以摆一些患者喜欢的小摆设，如鲜花、盆栽、书籍、眼镜、手表、手机、梳子、小镜子、痰杯等以美化环境，赏心悦目，提高卧床患者的生活情趣。

（3）保持室内的干净整洁：要经常对室内进行清洁消毒，每天清扫两次，注意先洒水后扫地，以防灰尘飞扬。

（4）保持适宜的室温：室内的温度不可过高或过低，控制在 20 ～ 22℃。室内温度过高，患者会烦躁不安，出汗过多，导致电解质紊乱；室温过低，则会增加热量的消耗，对疾病的康复不利。建议房间最好配备冷暖空调，以便随时调控室温。

（5）家属要经常探望病人：安排亲友探视，在对中风后患者进行情志康复中，患者家属起着决定的作用。因此，要帮助患者家属认识中风恢复期情志养生的重要性，争取家属的密切配合。告诉家属要经常探望病人，谈一些患者喜欢听的事，送一些喜欢吃的东西，避免讲一些刺激病人的语言，使病人得到体贴人微的照顾，感受到亲情、友情的温暖，有利于患者消除孤独、寂寞的心理状态，使之性情开朗，增强早日康复的信念。

2. 居室改造 为了能够顺利地继续对患者进行康复护理养生，最大限度地提高患者的居家生活质量，有必要对患者的居家环境做一些改造卧室、卫生间与厨房的改造、床的选择，以利于患者在家中进行一定的功能训练和自理日常生活。

3. 居室消毒 中风患者大多数为老年人，抵抗力、防御力均低下，易感染细菌、病毒等而加重病情。因此，应定期对中风患者的居室进行消毒。

第六节　精神情志养生

一、概述

1. 定义　精神情志养生是指通过调和情绪，防止七情过极，保持心情舒畅，身心健康，有利于中风康复。

2. 原则　精神情志养生是在中医养生学基本观念和法则的指导下，主动地调摄、保护和增强人的精神健康，力求达到形神高度统一的养生方法。

二、养生方法

1. 思想清静　思想清静，是指思想安静而无杂念的状态。思想清静能够使气血调畅，促进人体精、气、神的充盛内守，保持人体形神合一的生理状态。《素问·上古天真论》说："恬惔虚无，真气从之，精神内守，病安从来。"可见，思想清静，内无干扰，则精气神能够内守而不散失，抗病能力从而能够得到加强。真正做到使精神安静是非常不容易的，只有从思想高度认清了静神的意义，才能克服种种干扰，做到"静以藏神"。

2. 少私寡欲　少私，是指减少私心杂念；寡欲，是降低对名利和物质的要求。只有少私寡欲，精神才能守持于内。一个私心太重、嗜欲不止的人，他的精神很难安静下来。

3. 精神乐观　精神乐观是人体健康长寿的重要因素之一。乐观对于人体生理的促进作用主要有两个方面：一是调剂精神，摒除不利于人体的精神情志因素；二是疏通营卫，和畅血气。精神调达，气血和畅，则生机旺盛，从而有益于身心健康。如何保持精神乐观，历代养生家都有不少阐述。

（1）陶冶性情：古人认为，吟诗作赋，交游览胜等活动能够陶冶人的性情，培养乐观的性格。元代王珪《泰定养生主论·论衰老》指出："先当以前贤破幻之诗洗涤胸中忧结。"龚廷贤《寿世保元·延年良箴》则说："诗书悦心，山村逸兴，可以延年。"

（2）善于解脱：即遇困难曲折，要善于自我解脱，能退步思量，莫寻烦恼。老人要做情绪的主人，无论遭到什么挫折，要能冷静对待，面对现实，听其自然，不以物喜，不以己悲，经得起欢乐和悲伤的考验。

（3）近喜远恶：即近取所喜之物，远所恶之事。娱乐怡神，一个人需要有多种爱好，沉浸在欢娱之中，情绪愉悦，方可心清神爽。从事自己正当的兴趣爱好，亦为养生防病之药方。

（4）乐观常笑：现代生理学研究证明，笑能扩大肺活量，能调整脑部的血液循环，能使肌肉放松，从而促进全身脏器的功能活动。保持乐观的精神状态对人体是十分有益的。乐观的情绪，能够调动机体的潜力，调节内分泌，加速代谢过程，增强抵抗力。心情愉快和兴奋可以使肾上腺分泌增加，使血糖增高，碳水化合物代谢加速，肌肉活动能力加强，促进身体健康。

4. 意志坚强　意志是指为达到某种目的而产生的决断能力的一种心理状态，包括人的自控力、毅力等。意志坚强可以避免外界的不良刺激，保持气血的流畅，增强抗病能力，预防疾病的发生；意志脆弱，则神怯气虚，气血不畅，抗病力弱，容易遭受病邪的侵袭。由此可见，意志坚强是有益于健康的。

5. 家属配合　疏导情志　要帮助患者家属认识中风恢复期情志护理的重要性，争取家属的密切配合。告诉家属要经常探望病人，谈一些患者喜欢听的事，送一些喜欢吃的东西，避免讲一些刺激病人的语言，使病人得到体贴入微的照顾，感受到亲情、友情的温暖，有利于患者消除孤独、寂寞的心理状态，使之性情开朗，增强早日康复的信念。

参考文献

[1] 马烈光 . 中医养生保健学［M］. 北京：中国中医药出版社，2009.

[2] 欣悦编 . 日月星辰里的养生秘诀［M］. 北京：中国纺织出版社，2009.

[3] 廖利平 . 让你不生病［M］. 广州：海天出版社，2013.

[4] 孙光荣 . 中风康复研究［M］. 北京：中医古籍出版社，2000.